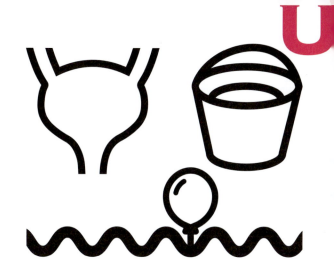

泌尿器科診療の掟

■編著■
山本新吾
兵庫医科大学医学部医学科泌尿器科学教室主任教授
舛森直哉
札幌医科大学医学部泌尿器科学講座教授
雜賀隆史
愛媛大学大学院医学系研究科泌尿器科学講座教授

中外医学社

序

　このたび「泌尿器科診療の掟」というタイトルで新しいタイプの医学書をみなさまにお届けできる運びとなり，心より嬉しく思います．

　いままで数多くの泌尿器科の教科書または手術書が出版されてきましたが，基本的にすべてエビデンスに則った内容であり，そこには多数の症例の集積と高度な統計学を使って裏付けされた「数の原理」で構成された真理が記載されています．その一方で各領域のエキスパートの個人的意見や tips and tricks（技や秘訣）は，学会やウェブセミナーで語られることがあっても，または雑誌の特集として組まれることはあっても，成書として残されることは多くありません．また「こうするとうまくいった」という成功体験は煌びやかに報告されますが，逆に苦汁を舐めるような辛い失敗症例はフロアトークで語られることがあっても，活字として公表されることはめったにありません．

　本書は，「ガイドラインやエビデンスを根拠にしながらも，教科書的な記載ではなく，教科書には書かれていない臨床で注意すべきポイントや間違いやすいポイントについて，自由に解説する」というポリシーで，各領域のエキスパートに執筆を依頼しました．校正段階でエキスパートの先生方の原稿に目を通している際にも，そのすばらしい内容に校正するのを忘れて読み耽ってしまうほどでした．後期研修医のみならず，自立して診療を始めているまさに研鑽中の中堅クラスのドクターにとっても，または部長・教授のような指導的立場にあるドクターにとっても「へー，知らなかった！」という「目から鱗が落ちる」情報が満載されています．

　本書を手に取っていただいた先生から「知っていて得した」「知っていなければ大失敗するところだった」という声がいまにも聞こえてきそうで，編集委員一同いまからワクワクしています．

2024年10月吉日

兵庫医科大学 泌尿器科学教室　山 本 新 吾
札幌医科大学 泌尿器科学講座　舛 森 直 哉
愛媛大学大学院 泌尿器科学講座　雑 賀 隆 史

目次

1章 ▶ 検査・処置・手術

1 経皮的腎瘻造設術 ── 腎ドレナージの最終手段……〈小林憲市　影山　進〉　1

2 画像診断 ── 画像診断を使いこなすことがより良い診療への鍵である
………………………………………………………………………〈伊藤敬一〉　7

3 手術 ………………………………………………………………〈武中　篤〉　18

2章 ▶ 疾患各論

4 副腎腫瘍
── 内分泌代謝科専門医・放射線診断専門医とのチーム医療で適切な診断と
治療を行う ……………………………………………………〈市川智彦〉　25

5 腎癌 ── 的確な診断は適切な治療法選択の鍵 …………〈雑賀隆史　西村謙一〉　32

6 腎嚢胞・その他の腎腫瘍
── 画像診断を活用して良性悪性を鑑別する ………〈田中　一　藤井靖久〉　43

7 尿路上皮癌
── 丁寧な診療と慎重な選択を ……………〈三宅牧人　西村伸隆　藤本清秀〉　51

8 前立腺癌 ── 診断から治療までオーダーメイド医療を！ ………〈赤松秀輔〉　74

9 陰茎癌 ── 希少癌だからこそ，ガイドラインに沿った治療戦略を
……………………………………………………………〈村上洋嗣　神波大己〉　85

10 精巣腫瘍 ── 診断・薬物療法・手術 ……………〈西山博之　河原貴史〉　93

11 後腹膜腫瘍 …………………………………………………〈松井喜之〉　100

12 尿路結石症 ── 診断・薬物療法・手術・予防など ……〈海野　怜　安井孝周〉　107

i

13 尿路・性器感染症
   —— 単純性か複雑性か，軽症か重症か，を鋭く見極める
   ………………………………………………………〈東郷容和　山本新吾〉*113*

14 性感染症 —— 疑ったらすぐ検査，パートナーまでケアできる余裕をもつ
   ………………………………………………………………〈和田耕一郎〉*123*

15 前立腺肥大症
   —— 適切な診断を行い，長期成績を見据えた適切な治療選択を行う
   ………………………………………〈舛森直哉　京田有樹　福多史昌〉*130*

16 間質性膀胱炎・膀胱痛症候群 ……………………………〈秋山佳之〉*138*

17 過活動膀胱・夜間頻尿
   —— 適切な診断のもと，患者の QOL を考えた適切な行動療法
   および薬物療法を行う ………………………………〈吉田正貴〉*143*

18 神経因性下部尿路機能障害
   —— 腎障害・症候性尿路感染のリスクを判定し，適切な尿路管理を行う
   ………………………………………………………………〈関戸哲利〉*152*

19 女性泌尿器科 ………………………………………………〈藤原敦子〉*164*

20 性分化疾患（小児泌尿器科）
   —— 性分化疾患による性別判定不明瞭児の取り扱いは，泌尿器科緊急疾患！
   …………………………………………………………………〈野口　満〉*173*

21 救急疾患 —— 的確な診断と初期治療の重要性を認識しよう…………〈井上幸治〉*182*

22 アンドロロジー ……………………………………………〈白石晃司〉*189*

23 腎移植 —— 正確な手術と入念な患者観察が良好な予後への秘訣 ……〈今村亮一〉*195*

索引 ………………………………………………………………………… *205*

1章 ▶ 検査・処置・手術

1 ▶ 経皮的腎瘻造設術
——腎ドレナージの最終手段

滋賀医科大学 泌尿器科学講座 特任准教授　小林憲市
滋賀医科大学 泌尿器科学講座 教授　影山　進

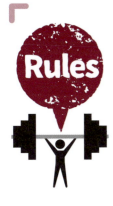

1 ▶ 尿路ドレナージを行う場合は常に腎瘻造設の可能性を念頭におく！

2 ▶ 手順をきちんと整理しておく

3 ▶ 体位：患側の側腹部を進展させ，腹部を固定する

4 ▶ 穿刺は後列腎杯を狙い，穿刺部は後腋窩線より腹側にならない

5 ▶ まずは腎被膜下まで穿刺，その後，被膜から腎盂まで穿刺する

6 ▶ ガイドワイヤーを死守

7 ▶ 挿入したカテーテル長を把握する

 Rule 1　尿路ドレナージを行う場合は常に腎瘻造設の可能性を念頭におく！

　経皮的腎瘻造設は泌尿器科医にとって習得必須の処置ではある．一方で，尿管閉塞・水腎症に対するドレナージとしては，尿管ステントが最初に考慮されるため，経験機会はそれほど多くない．また，経皮的腎瘻造設を施行する際は，何かしらのLimiting factorがあって，尿管ステントを断念して行う場合が多く（尿管ステント留置ができなかった，体位に制限があるなど），状況的にも精神的にも万全の状態で臨めない場合も多い．

　腎瘻造設の機会は思いがけずやってくる．尿管ステントは時にだれがやっても留置不可能な場合がある．尿路ドレナージを行う場合は常にこれらを念頭において臨む必要がある．

Rule 2　手順をきちんと整理しておく

手順があやふやだと，考慮すべき因子が増えすぎてトラブルにつながりやすい．手順と使用物品はきちんと把握し準備しておく．

> **器材の準備**
> 超音波・清潔カバー・穿刺キット・穿刺針・局所麻酔薬・造影剤・生理食塩水
> 　一発穿刺の場合：穿刺キット（JINRO® etc）
> 　拡張＋腎盂 Ba（バルーン）カテーテルを挿入する場合：
> 　　ダイレーター・必要な腎盂 Ba カテーテル・メス・ガイドワイヤー

手順の把握
⇒ 体位の確保
⇒ 超音波による穿刺点の確認
⇒ 消毒・清潔野の確保・物品の準備
⇒ 清潔野での穿刺部位の確認
⇒ 穿刺　尿路への挿入を確認（尿の吸引・造影剤の注入）
⇒ ガイドワイヤーの挿入
⇒ 必要に応じた拡張（ダイレーターの使用）
⇒ カテーテル挿入
⇒ 固定

Rule 3　体位：患側の側腹部を進展させ，腹部を固定する

腹臥位を基本とし，腹臥位が取れない場合は側臥位で行う［図1］．患側腹部が進

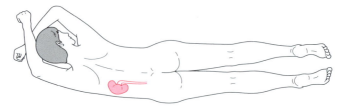

[図1] 腎臓の位置
(棚橋善克. 経皮腎瘻造設術. In: 村井勝. Urologic Surgery シリーズ「エンドウロロジー」. 東京：メジカルビュー社; 2000. p.8-17 を参考に作成)

展している方が処置を行いやすい．また，呼吸や穿刺時の腹部の体動を抑制するような工夫を行う．

 穿刺は後列腎杯を狙い，穿刺部は後腋窩線より腹側にならない

体位が取れたら，超音波で穿刺を確認する．体格によって穿刺部は変わるが，原則下腎杯で難しい場合は中腎杯も考慮する．腎中心部の小腎杯は通常前後2列に配列しており，いずれにしても後列の腎杯を描出し，同部位を狙って穿刺を行う．ここでの注意点は穿刺が腹腔内を通過しないようするために，穿刺点が後腋窩線より背側で行うことである．前列の腎杯の方が超音波で描出しやすく，描出ラインが腹側に行きやすいときがあるので注意が必要である（Step Up も参照のこと）．また覆布がかかっていると，腹側にずれていることに気づきにくい場合がある．超えてはいけない線をマーキングしておくのも一手である．

Rule 5　まずは腎被膜下まで穿刺，その後，被膜から腎盂まで穿刺する

皮膚から腎盂まで一気に穿刺することは時に難しい場合がある．穿刺中に体動や呼吸性変動があると18G穿刺針であろうと，簡単に超音波ガイドラインから穿刺針がはずれる．

まずは腎被膜直下まで穿刺し，超音波ガイドライン上に穿刺針が乗っていることを確認した上で，状態を整え，腎盂まで穿刺する．

針はこの方向にずれやすい［図2］．

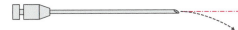

［図2］針がずれやすい方向

Rule 6　ガイドワイヤーを死守

穿刺がうまくいき，ガイドワイヤーが挿入できればあとはゆっくり拡張し，必要なカテーテルを挿入するだけである．思わぬ強い抵抗や，疼痛による体動でダイレーションにてこずるケースがあるかもしれないが，ガイドワイヤーさえ維持できていれば，全く問題なく継続できる．ダイレーションに気をとられてガイドワイヤー

を脱落させないことが最も大切である．

Rule 7 挿入したカテーテル長を把握する

　腎盂 Ba カテーテルの挿入長は個人差が大きく，再留置・交換時に非常に重要な情報となる．必ず記録しておく．

1 STEP UP

腎瘻造設は穿刺がすべて！　解剖の理解が穿刺のイメージをよりクリアにする．

　腎瘻造設は穿刺がうまくいけば9割ができたといって過言ではない．穿刺を安全かつ正確に行うために腎杯の解剖をしっかり理解しておく．

　腎の中心線は冠状面にたいして約30度の傾きがある．体格や基礎疾患などによって異なる場合もあるので事前の CT で確認しておくとよい．また，腎中心部の小腎杯は通常前後2列に配列しており，これらの腎の横軸からの角度の違いによって Brödel type と，Hodson type に分類される．Brödel type は背側腎杯が20度後方から，腹側腎杯が70度前方に配列し，Hodson type は背側腎杯が70度後方から，腹側腎杯が20度前方に配列する．

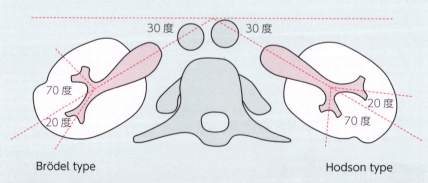

Brödel type　　　　　　　　　　　　　　Hodson type

(高沢亮治. Jap J Endourol. 2018; 31: 168-74 を参考に作成)

　実際には，腎瘻穿刺を考慮するような水腎症の状態では，あまり意識しなくても問題ない場合が多いが，水腎症が軽度で，超音波での腎盂の描出が難しいときなどは，この腎盂角度を意識すると描出しやすくなる．

1. 経皮的腎瘻造設術

Rule 外の施行にて重大な合併症をきたした症例

70歳代の女性の症例で，左機能的単腎状態に加え，左尿管損傷の既往があった．左尿管結石陥頓による腎後性腎不全に対する尿路ドレナージ目的に当院紹介となった．逆行性に尿管ステント留置を試みるも，ガイドワイヤーすら通過せず，経皮的腎瘻造設施行の方針となった．処置時の疼痛と体動が大きく，超音波観察部が徐々に外側にずれていたが，覆布におおわれていて体位の変化に気づかずに処置を継続していた．結果的にかなり側方からの穿刺となり，腸管損傷をきたしてしまった．

Rule1，3，4の重要性が改めて思い知らされた症例であった．

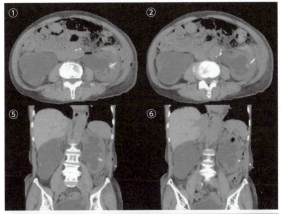

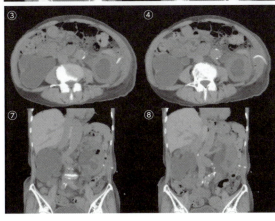

①～④ かなり腹側からの穿刺になっていることがわかる
③④⑦⑧ 腸管を貫通している

1 STEP UP

Retrorenal colon について

　Retrorenal colon とは，通常腎臓の前方に位置する結腸が，腎臓の背側に位置している状態を指し，腎瘻穿刺の際の腸管損傷のリスクが高くなるため注意が必要である．比較的稀な状態で頻度は 0.1～10％ 程度と報告されている[3]．左側，高齢者，肥満や極端な痩せ型，腹部手術歴がある場合は頻度が増す．CT で容易に診断可能なので，穿刺ラインが超音波でうまく描出できない場合は CT にて Retrorenal colon の有無を検討することが望ましい．

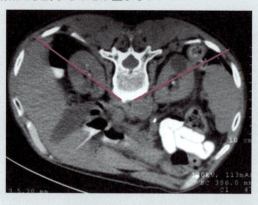

■文献
1) 棚橋善克. 経皮腎瘻造設術. In: 村井 勝. Urologic Surgery シリーズ「エンドウロロジー」. 東京: メジカルビュー社; 2000. p.8-17.
2) 高沢亮治. 腎盂形態からみたストラテジー. J Endourol. 2018; 31: 168-74.
3) Sharma G, Jangid DK, Yadav SS, et al. Retro-renal colon: role in percutaneous access. Urolithiasis. 2015; 43: 171-5.
#) 高沢亮治, 北山沙知, 辻井俊彦, 他. 新しい腎盂の命名法と腎盂腎杯の形態学的分類の試み. J J Endourol. 2015; 28: 331-6.

1章 ▶ 検査・処置・手術

2 ▶ 画像診断（単純撮影・尿路造影・超音波検査・CT・MRI・FDG-PET・腎シンチ・副腎シンチ・骨シンチなど）
――画像診断を使いこなすことがより良い診療への鍵である

防衛医科大学校 泌尿器科学講座 教授　伊藤敬一

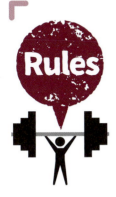

Rules

1 ▶ 術前・術後の単純X線検査を疎かにしない
2 ▶ 古典的な尿路造影検査を使いこなせ
3 ▶ 超音波検査は低侵襲にリアルタイムの情報が得られる．日常的に手足のように使用する
4 ▶ 単純・造影CTを状況に応じて使い分ける
5 ▶ MRIではCTとは質の違う多彩な情報が得られる．疾患の部位，状況に合わせて実施する
6 ▶ ^{18}F-FDG-PETは万能ではないがタイミング良く使用すれば有用な情報が得られる
7 ▶ 腎シンチは術式決定や術後腎機能予測に効果的に利用する
8 ▶ 各種副腎シンチの意義と限界を理解する
9 ▶ 転移性前立腺癌では骨シンチによる評価をしっかり行う

 Rule 1　術前・術後の単純X線検査を疎かにしない

　CT，MRIなどの有用な画像診断が進歩した現在，単純X線検査の確認は疎かになりがちである．しかし泌尿器科医の日常診療において，依然として胸部・腹部の単純X線検査を行う機会は多く，特に若手のドクターはたくさんの単純X線写真を確認し，患者の病態と単純X線の画像とを感覚的に一致させていくトレーニングが必要である．術前の胸部X線では異常陰影の有無，肺野の透過性，心胸比（CTR）の拡大などは常に気をつけておく必要があり，腹部単純X線では異常石灰化の有無や他の異常影の有無などには注意しておく必要がある．術後数日間の胸部X線，腹

7

部 X 線は術後管理において重要であり，特に侵襲度の高い手術後の患者においては CTR や肺野の透過性などを確認することで，無気肺，溢水の有無，肺炎など，簡便に診断することができる．また，腸管利用の尿路変更後や，大きい腎癌の開腹手術後，後腹膜リンパ節郭清後などは，腹部単純 X 線の腸管ガス像（ガスの多さやガスの存在する位置など），ニボーの有無などをチェックし，腸管蠕動音やガス排出の有無などの臨床所見を加味することで，その時点での腸管の状態を把握することができる．これらの所見は術後の食事開始のタイミングの決定などに有用な情報となる．腸管吻合を伴う手術では，イレウスでなくても腸管蠕動が一時的に弱くなることで軽いニボーを伴うこともあり，積極的治療が必要な所見ではない場合も多い．数多くの単純 X 線写真を確認することで，臨床所見と X 線像とを感覚的に一致させていくことが臨床力を養う上で重要である．もちろん泌尿器科医として，腎尿管膀胱単純撮影（KUB）における腎陰影，大腰筋陰影，尿路結石陰影，骨病変の所見（造骨性骨転移，二分脊椎など），尿管ステントやドレーンチューブの位置など，基本的所見は常にチェックしておくことが必要である．また気腫性腎盂腎炎，気腫性膀胱炎などでは，単純 X 線写真で異常ガス像を認め，臨床上重要である．尿路結石との鑑別となる静脈石，腸間膜リンパ節の石灰化，消化管造影剤の遺残なども理解しておく必要がある．

Rule 2　古典的な尿路造影検査を使いこなせ

腎盂や尿管などの上部尿路の精査において以前は排泄性尿路造影（IVP）が多用されていたが，現在は造影 CT 検査による CT ウログラフィーの有用性が報告され[1]，IVP が行われる頻度は少なくなった．筆者は腎盂尿管移行部狭窄症（UPJO）の術後のフォローアップに IVP を使用している．UPJO では患側の腎機能が低下していることが多く，また手術経過が良好でも，腎杯，腎盂の拡張が残っている場合が多い．IVP 5 分像での腎杯への造影剤の排出，吻合部の形状，立位像での下部尿管への造影剤のドレナージなどで吻合部の通過の状態を確認できる．腎盂尿管癌が疑われる患者に対する逆行性腎盂尿管造影も CT ウログラフィーが行われるようになった現在は実施頻度が減少している．しかし，尿管カテーテルを挿入することで同時に尿管尿の細胞診を提出できること，尿管内からの造影剤の注入により腫瘍表面の微妙な形状が確認できるなどの利点もあり，他の画像診断で診断が確定できない状況において複数の情報を付加できるため考慮すべきである．さらに筆者は UPJO に対する逆行性腎盂尿管造影は特に重要と考えている．狭窄長と狭窄の形状

が確認でき，尿管内腔がどの部分まで十分に保たれ吻合に使用できるのか，尿管のどの部分の切除が必要か，腎盂と尿管のどの位置を吻合するかなど，術前の手術デザインにおいて極めて有用である．その他にも，尿道損傷，尿道狭窄症における尿道造影検査も重要な検査である．例えば尿道外傷が疑われる場合，尿道造影による造影剤のリークを確認することは重要である．リークがある場合は膀胱瘻を設置し損傷部の安静を図った後，数カ月の間隔を開け損傷部を評価する．手術が必要な狭窄がある場合，膀胱瘻側と尿道口側からの挟み撃ち造影で尿道狭窄長，狭窄の程度を評価することで術前の有用な情報が得られる．その他，膀胱損傷や膀胱消化管瘻が疑われる場合の膀胱造影，膀胱尿管逆流症の診断のための排尿時膀胱尿道造影も基本的検査として習得する必要がある．

41歳　男性
診断：右腎盂尿管移行部狭窄症（術後2回の再狭窄）
既往歴：右腎盂腎炎（38歳）

現病歴は腎盂腎炎を繰り返すため近医泌尿器科を受診した．当初膀胱尿管逆流症（VUR）を疑われたが排尿時膀胱尿道造影で膀胱尿管逆流はなく，造影CTでの右腎盂拡張とMAG3レノグラムで右閉塞パターンを認め，右腎盂尿管移行部狭窄症（UPJO）と診断された．前医においてロボット支援下腎形成術を施行し，術後約1カ月で尿管ステントを抜去したが，2日後に発熱し水腎症を認めたため尿管ステントを再留置された．術後6カ月目と7カ月目に経尿道的拡張術が施行されたが狭窄が強くステントは抜去できなかった．術後10カ月で尿管ステントを抜去しMAG3レノグラムが施行されたがやはり閉塞パターンであり，再度ロボット支援下腎盂形成術が施行された．術後2カ月でステント抜去を目的として逆行性腎盂尿管造影（RP）が施行されたが狭窄はむしろ強くなっていた．この時点で当院での治療を希望し受診した．狭窄部の安静を図るために右尿管ステントを抜去し，右腎瘻を造設した．この際の腎瘻造影［図1］では狭窄部はほぼ完全閉塞の状況であった．2回の手術後であり高度の狭窄が予想されたが，腎瘻造設後1カ月でRPと腎瘻造影を併用し狭窄部の挟み撃ち造影［図2］を行ったところ，予想外に狭窄長は1cm未満であり，狭窄部直下の尿管も比較的拡張することが確認できた．前医で2回のロボット支援下手術後であり，開放手術を行った．狭窄部周囲には高度

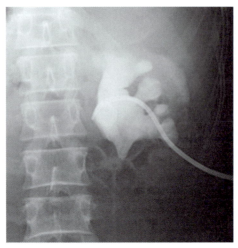

[図1] 右腎瘻造設時（腹臥位）の造影では吻合部はほぼ完全閉塞であった．

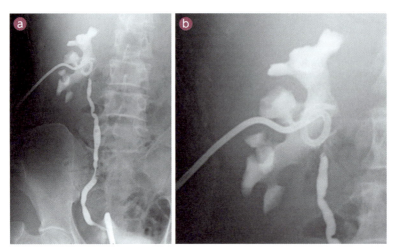

[図2] 右 RP と腎瘻造影の併用で狭窄長が 1cm 未満であることがわかり，狭窄部直下まで尿管内腔が保たれ，拡張することがわかった．ⓑはⓐの拡大写真である．

の瘢痕形成が存在したが，術前の造影検査で腎盂の吻合の位置と尿管の吻合の位置がイメージできており，また尿管は狭窄部直下まで拡張することがわかっていたため，肥厚した尿管周囲の組織を過度に剥離することなく，血流を保ったまま吻

2. 画像診断

合することが可能であった．吻合は 4-0 吸収糸を用い，すべて結節縫合で背側 7 針，腹側 8 針運針を施した．手術時間は 2 時間 42 分であった．術後約 1 カ月で尿管ステントを抜去し，以後，側腹部痛はなく，腎機能の悪化もなかった．術後 7 カ月の IVP では 5 分像で造影剤の排出を認め，軽度の拡張は残るものの下部尿管への造影剤のドレナージは良好であった．

 超音波検査は低侵襲にリアルタイムの情報が得られる．日常的に手足のように使用する

　超音波検査は低侵襲の検査法であり，外来診療においても，入院中の患者においても簡便にリアルタイムの情報が得られる有用な検査である．前立腺肥大症の有無，膀胱内腫瘍や結石の有無，残尿の程度，水腎症の有無，腎結石の有無，腎実質性の病変の有無，精巣内病変の有無など日常診療において様々な情報が簡便に得られ，早急な診断と治療につなげることができる．このため，泌尿器科医は超音波検査に習熟しておくことが大切である．腎腫瘍においては，囊胞性病変と充実性病変の鑑別ができ，充実性病変であれば Doppler 検査で血流の状況を確認することができる．また，腎血管筋脂肪腫（AML）では脂肪成分が高輝度に写るため，単純 CT と同様に診断の参考になる．脂肪成分が少ない fat poor AML で，CT では診断に迷う場合でも，超音波検査では案外高輝度に写っていることがあり，診断の参考になる．前立腺生検，腎瘻や膀胱瘻の造設などにも必須の画像技術であり，適切な使用が安全な処置，検査につながる．中心静脈カテーテルの挿入時に，超音波で静脈の位置を確認し静脈穿刺するのは現在では標準であるし，透析患者の内シャント血管の狭窄や血流の状況，血栓形成などもチェックできる．前立腺生検において超音波画像での前立腺の描出も泌尿器科医としての必須の技能であり，現在は MRI と US の fusion 画像を用いた生検も広く行われている．さらに，開腹下，腹腔鏡下，ロボット支援下の腎部分切除において，超音波による腎腫瘍の確認，腫瘍底部までの深さの確認，切除マージンの設定などにも必須の技術である．超音波検査は，侵襲が少なく，リアルタイムの画像が得られ，応用範囲が広いため，泌尿器科臨床医として習熟すべき技術として心得るべきである．

単純CT・造影CTを状況に応じて使い分ける

　CT検査は短時間で広範囲の情報が得られ，汎用されている優れた画像診断技術である．造影CT検査を行うことができれば，組織にコントラストがつき詳細な情報が得られる場合が多いが，症例の状況に応じて単純CTと造影CTを使い分けていくことも必要である．まず腎機能に留意して単純か，造影かを選択する必要があり，緊急でCTをオーダーする場合は，想定される鑑別診断をイメージして，単純と造影検査を適切に選択する必要がある．肺結節，肺炎などの肺野病変であれば単純CTによる評価で通常は十分であり，腹部骨盤部においても，腹部のリンパ節の状態，腎臓の炎症の有無，水腎症の有無，尿路結石の有無，腸閉塞の有無など，ある程度の情報を得ることができる．つまり単純CTでも短時間で患者の状況をある程度のレベルまで確認することができる．筆者は，結腸精囊瘻に気腫性膀胱炎や気腫性の陰囊内膿瘍などを併発した重篤な疾患を単純CT検査で簡便に診断し，早急な治療につなげることができた症例を経験している[2]．単純CTが特に有用と思われる状況は，尿路結石の診断，AMLの診断における脂肪成分の描出などである．尿管結石の診断は結石の有無，結石の大きさと位置が確実に診断でき，側腹部痛の原因検索には極めて有用である．また副腎偶発腫瘍の診断において，単純CT検査におけるCT値でintracytoplasmic lipidの存在を判定することができ，良性副腎腺腫の診断を得ることができる．造影CTはもちろん有用な検査であり，様々な泌尿器科疾患において詳細な描出を行う際に有用である．腎腫瘍の診断にはダイナミックCTによる評価により，発生頻度の高い淡明細胞型腎細胞癌，乳頭状腎細胞癌，嫌色素性腎細胞癌はある程度の精度をもって診断することができる[3]．囊胞性腎腫瘍の診断では，造影CTによるBosniak分類[4]により腎癌の可能性を評価し，治療方針を決定することができる．また，造影CTを用いたCTウログラフィーも腎盂尿管内病変の精査に有用であり，IVPよりも尿管内が明瞭に造影されるとされている[1]．その他，リンパ節と血管の選別も可能であり，肝臓，膵臓などの腹腔内臓器の転移性病変の描出にも有用である．泌尿器科疾患を精査する基本となる画像診断の一つである．

2. 画像診断

Rule 5 MRI では CT とは質の違う多彩な情報が得られる．疾患の部位，状況に合わせて実施する

　MRI は泌尿器科疾患の様々な領域において発展が著しい．MRI は磁気を利用した検査であり，造影しなくても組織の性状によりコントラストが得られるため，CT とは違った有用性がある．腎障害がある腎腫瘍の症例で造影 CT が施行できない場合があるが，MRI を行うことで追加の情報が得られ，正確な診断の可能性を高めることができる．このように CT で得られない情報を補完することができる．また上部尿路腫瘍が疑われる場合，尿細胞診で悪性細胞が検出されず診断が難しい症例がしばしばあるが，MRI の DWI 画像は悪性の可能性を判断する上で有用な情報となる．膀胱癌の術前ステージングにおいて MRI は極めて重要である．CT と比較し膀胱局所の解像度が高く，筋層浸潤の評価に最も有用である．術前の MRI は，経尿道的腫瘍切除（TURBT）をどのように行うかのプランニングにも必要であるし，膀胱全摘前の化学療法の効果判定においても有用である．最近では膀胱癌の術前診断における MRI 診断の標準化のために VI-RADS[5]という評価基準が使用されており，泌尿器科医も理解が必要である．また，前立腺癌における MRI も非常に重要な位置を占める検査である．前立腺癌の局所診断における MRI 検査の標準化のために PI-RADS が用いられており，現在は v2.1 が使用されている[6]．PI-RADS の分類 はマルチパラメトリック MRI（mpMRI）によって行われるが，v2.1 においては造影 MRI の重要性を少なくしたという特徴がある．PI-RADS は前立腺生検の適応を決定する上で有用である．また MRI 画像は前立腺全摘除術の手術のプランニングにも有用である．前立腺内のがんの位置により神経温存の可否，神経温存のサイド，膀胱頸部温存の程度，前立腺尖部における DVC の切り込む位置なども MRI 画像と前立腺生検の情報をもとに決定できる．さらに最近は前立腺癌の転移検索において全身をチェックできる DWIBS（diffusion-weighted whole body imaging with background body signal suppression）の有用性が示されており，PET-CT と比較し安価である点，被曝がない点，糖尿病や腎機能障害のある患者でも制限がない点などから今後のさらなる発展が期待される．

¹⁸F-FDG-PET は万能ではないがタイミング良く使用すれば有用な情報が得られる

　FDG-PET はがん細胞でブドウ糖の取り込みが上昇することを利用して，放射性フッ素を付加した FDG（fluorodeoxyglucose）の分布を画像化する診断技術である．全身を検索できる有用な検査であるが，泌尿器科悪性腫瘍の診断において PET 検査は万能ではないことも理解しておく必要がある．¹⁸F-FDG は尿中に排泄されるため，腎癌，尿路上皮癌，前立腺癌などの原発巣の診断においては不向きとされている．また他科でオーダーされた PET 検査で前立腺に集積があり，前立腺精査目的で依頼をうけた経験のある泌尿器科医も多いものと思われる．もちろんこの所見を契機に前立腺癌が見つかる場合もあるが，PSA 値が正常である場合は MRI などのさらなる検査の必要性は議論のあるところと思われる．一方，尿路上皮癌においては，遠隔転移，リンパ節転移の診断において有用性を指摘する報告が散見される．また，転移性腎癌の分子標的薬使用後の予後予測において FDG-PET/CT による Max SUV$_{max}$（highest standardized uptake value for each patient）が有用であるとする報告もなされており[7]，PET 検査で得られるパラメータを利用することで臨床的に有用な新たな知見が得られる可能性を秘めている．また日常の診療において，PET 検査が有用と思われる状況は，何らかの悪性腫瘍の遠隔転移やリンパ節転移が疑われる病変があり，原発巣の部位が特定できないような症例である．このような患者にしばしば遭遇するが，PET 検査で全身を広く精査することが診断の決め手となる場合がある．進行性精巣腫瘍に対する化学療法後の残存がんの検索において，セミノーマでは感度，特異度が高く優れた検出能を有しており有用である．一方，非セミノーマの場合は奇形腫に FDG が取り込まれ陽性となることがあるため推奨されないとされている[8]．泌尿器科では後腹膜原発肉腫の治療を行うことがあるが，肉腫の種類によっては FDG-PET で非常に強く集積する．筆者は平滑筋肉腫の手術切除症例において PET 検査で他の画像検査より早期に再発が検出された症例を経験している[9]．FDG-PET は適切な状況に使用することにより非常に有用なモダリティーとなる．

 腎シンチは術式決定や術後腎機能予測に効果的に利用する

　腎シンチには動態シンチグラフィと静態シンチグラフィがあり，前者には

2. 画像診断

^{99m}Tc-DTPA，^{99m}Tc-MAG3，後者には ^{99m}Tc-DMSA がある．動態シンチグラフィとして最近では MAG3 シンチグラフィが用いられることが多い．腎シンチは，小児の泌尿器科領域では成人と比較して頻繁に実施される．動態シンチグラフィは水腎症などの閉塞性尿路疾患や移植腎などに用いられ，尿管の通過障害の程度などが評価できる．静態シンチグラフィは水腎症，尿路感染症，膀胱尿管逆流症，神経因性膀胱，異所性腎，多嚢胞性腎異形成などで実施され，腎形態，腎瘢痕の状態，分腎機能の評価に用いられる．成人の泌尿器科疾患でよく利用されるのがレノグラムである．腎盂尿管移行部狭窄症（UPJO）が疑われる患者において，通過障害の有無を確定する時にラシックス負荷で行われる．当施設ではレノグラムを行う場合は鮮明な画像が得られる MAG3- レノグラムを用いる場合が多い．レノグラムは腎盂尿管移行部の通過障害の診断だけでなく，分腎機能を測定することができる点でも有用である．MAG3- レノグラムでは ERBF を測定でき，腎血流の側面から分腎機能を測定できる．分腎機能の測定により，患側の残存腎機能を知ることができ UPJO の手術適応の決定にも利用できる．腎機能が高度に低下していても有症状（側腹部痛など）である場合があるが，手術により症状が改善し，少ないながら腎機能が温存されるため，筆者は積極的に手術を行っている．また，腎摘除後の残存腎機能予測，腎部分切除後の患側腎の残存腎機能評価など様々な目的で用いることができる．

Rule 8　各種副腎シンチの意義と限界を理解する

副腎シンチの中で，^{123}I-MIBG シンチは褐色細胞腫やパラガングリオーマの確定診断において極めて有用であり約 90％程度の正診率とされている．褐色細胞腫は基本的に転移の可能性を秘めた疾患であり，転移性病変の描出にも有用である．また転移性褐色細胞腫に対する ^{123}I-MIBG 内部照射という治療法もある．副腎性 Cushing 症候群の患者においても ^{123}I- アドステロールシンチグラフィは有用な検査であり，片側病変の場合は，患側の uptake の上昇と対側の集積の低下が認められ，典型的な所見である．また subclinical Cushing 症候群においては対側副腎のコルチゾル分泌能の残存を大まかに知ることができる．また ACTH 非依存性大結節性副腎過形成（AIMAH）などの両側性病変においては両側副腎にアイソトープの uptake の上昇を認め，腫大した副腎の大きさやアドステロールシンチの集積の強さを参考にして切除側を決定することもある．アルドステロン症に対するアドステロールシンチグラフィは診断の参考にはなるものの，治療適応の最終決定にはつながらず，その意味を理解しておく必要がある．アドステロールの集積が多い側に画像上腫瘍が存

在すれば，その腫瘍がアルドステロン症の原因となっていることが多いが，両側副腎からのアルドステロン過剰産生や画像上一見正常にみえる副腎の微小腺腫の存在は否定できず，手術適応，手術側の決定には副腎静脈サンプリングが必須である．筆者はアルドステロン症の症例において，左非機能性副腎腺腫（径3cm大），右副腎機能性微小腺腫（径8mm）があり，静脈サンプリングで右副腎からのアルドステロン過剰産生が証明され，右副腎の切除により治癒した症例を経験している[10]．

Rule 9　転移性前立腺癌では骨シンチによる評価をしっかり行う

　骨シンチは骨芽細胞による骨代謝を反映する画像であり，造骨性の骨転移をきたす前立腺癌における感度は高く，前立腺癌骨転移の診断ツールとして広く普及している．前立腺癌に対する骨シンチは治療方針を決定する上で有用な検査である．骨転移が多い前立腺癌では，基本的なステージングモダリティーとして，骨シンチによる評価をしっかり行う必要がある．^{11}C コリン-PET や ^{18}F-PSMA-PET などの感度の高い新しい検査も登場してきているが，費用などの問題もあり本邦において広く用いられるようになるにはまだ時間が必要である．これまでに行われている転移性前立腺癌の大規模な臨床試験[11,12]においても，従来の骨シンチを用いて骨転移の広がりが評価されている．特に CHAARTED trial[11] における high volume［臓器転移または骨転移4カ所以上（少なくとも1カ所は骨盤以外の骨）］と low volume の概念は，その後の様々な臨床研究に使用され，治療法の選択において重要な情報を提供する．また，新規 AR 標的薬や化学療法などの薬物治療のシークエンスにおいて，PSA 値の上昇だけでなく画像的な進展も薬物の変更には重要である．ホルモン感受性転移性前立腺癌に対するエンザルタミドとプラセボの比較を行った ARCHES trial[13] においても PSA progression のない画像進展が一定数認められており，PSA のみに頼るのではなく，定期的な骨シンチによる画像的進展のチェックが大切である．

1 STEP UP

　腎癌の診断において画像検査は有用である．特にダイナミック CT の造影パターンにより淡明細胞型腎細胞癌，乳頭状腎細胞癌，嫌色素性腎細胞癌という発生頻度の高い腎癌はある程度予測ができる[3]．さらに非淡明細胞型腎細胞癌もいくつかの腫瘍で特徴的な画像所見があることが報告されてる．集合管癌では，造影 CT 所見として，弱い造影効果を認め，腎実質との境界が不明瞭であり，浸潤性腎盂癌と鑑別となる所見を認める．さらに腫瘍の大きさに比較して腎臓の輪郭が保たれること，腫瘍の辺縁に比較的クリアな正常実質の層が保たれるなどの所見は特徴的である．Xp11.2 転座型腎癌においては，ダイナミック CT で乳頭状腎細胞癌と同様に緩徐に造影効果が増していくパターンをとるが，乳頭状腎細胞癌より造影効果が強い．また腫瘍に石灰化をきたすことがあるのも特徴である．粘液管状紡錘細胞癌も CT で乳頭状腎細胞癌に類似した造影パターンを示すが，腫瘍内に粘液が存在するため MRI T2 強調画像で high intensity を示す．また透析患者に見られる後天性嚢胞腎随伴腎癌は，造影効果が弱く，腎細胞癌としては非典型的な画像所見を示す．これらの稀少腎癌の画像所見も頭に入れておくと日常臨床において役立つと思われる．

■文献
1) Jinzaki M, Matsumoto K, Kikuchi E, et al. AJR Am J Roentgenol. 2011; 196: 1102-9.
2) Toge T, Takekawa K, Okamoto K, et al. Urol Case Rep. 2023; 51: 102596.
3) Jinzaki M, Tanimoto A, Mukai M, et al. J Comput Assist Tomogr. 2000; 24: 835-42.
4) Silverman SG, Pedrosa I, Ellis JH, et al. Radiology. 2019; 292: 475-88.
5) Panebianco V, Narumi Y, Altun E, et al. Eur Urol. 2018; 74: 294-306.
6) Weinreb JC, Barentsz JO, Choyke PL, et al. Eur Urol. 2016; 69: 16-40.
7) Nakaigawa N, Kondo K, Kaneta T, et al. Cancer Chemother Pharmacol. 2018; 81: 739-44.
8) 日本がん治療学会. 精巣癌診療ガイドライン. 〈www.jsco-cpg.jp/guideline/25.html〉
9) Hamada S, Ito K, Tobe M, et al. Int J Clin Oncol. 2009; 14: 356-60.
10) 横山高明, 辻田裕二郎, 大久保和樹, 他. 防衛医科大学校雑誌. 2022; 47: 229-35.
11) Sweeney CJ, Chen YH, Carducci M, et al. N Engl J Med. 2015; 373: 737-46.
12) Fizazi K, Tran N, Fein L, et al. N Engl J Med. 2017; 377: 352-60.
13) Armstrong AJ, Mottet N, Iguchi T, et al. J Clin Oncol. 40: 16_suppl. 507.

1章 ▶ 検査・処置・手術

3 ▶ 手術

鳥取大学医学部 器官制御外科学講座腎泌尿器学分野 教授　武中 篤

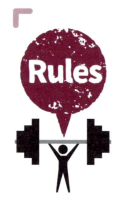

1 ▶ 手術は究極のチーム医療である

2 ▶ 手術適応の決定は，チーム全員の合意の下に慎重に決定する

3 ▶ 術前検討会ではあらゆるシミュレーションを行っておく

4 ▶ 想定外や重大事象が発生した場合，迅速に情報を第三者に伝えるシステムを整備しておく

5 ▶ 術者は可能な範囲で解説を行い，手術参加者は自由に意見を述べることができる

6 ▶ 「Think twice, cut once」大事故にならないための Don't を確認しておく

7 ▶ 何が起こっても対応できる余裕のある術野を確保する．そのためには境界領域の解剖学習も重要である

8 ▶ 切離面の状況を十分観察し，適切な筋膜間剥離（plane dissection）が可能か否かを判断する

9 ▶ 手術動画だけではなく，手術記録を書くことで手術の理解を深めることができる

 手術は究極のチーム医療である

　手術は術者のみで完結できるものではない．助手，看護師，臨床工学技士を含めそれぞれの役割があり，特に腹腔鏡手術やロボット支援手術ではそれぞれの役割分担が明瞭である．術前からチームワークの保持に留意し，情報共有に努め，術中に最高のパフォーマンスが発揮できるよう参加者全員で努力する．参加者各人の責任の所在を明確にすることも重要である．一般に，最終責任者は上職者であるが，人員の適正配置を含め，チーム構成にも留意を図る．前日に手術チームでブリーフィ

ングを行い，各人の役割を確認しておくことも重要である．

 手術適応の決定は，チーム全員の合意の下に慎重に決定する

　術前症例検討会などで，例えば同一術式でも，開腹，腹腔鏡，ロボット支援などの選択肢がある場合，どのアプローチが適切かを慎重に検討する．臨床病期，年齢，耐術能などの患者側の要因を考慮することは当然であるが，手術チームの総合力を判断して，術式を決定することが重要である．手術チームの総合力はオプション選択にとって極めて重要な事項であることを銘記すべきである．

 術前検討会ではあらゆるシミュレーションを行っておく

　起こり得る問題点を最悪のシナリオを含めてできるだけ多く想定し，その対処法をシミュレーションしておくことが重要である．想定外の術中トラブルが生じた場合，適切な術中判断が困難となる場合があるので注意を要する．一方，術前に種々の可能性を想定しておけば，困難な局面に遭遇しても平常心で対応可能で，瞬時に適切な判断ができることは言うまでもない．特に，複雑な手術，大量出血が予測される手術，合併症によるリスクが高い手術では，あらかじめ麻酔科や連携診療科とface to faceで相談あるいは検討会を行っておく（症例）．

21歳　女性
診断：悪性パラガングリオーマ
既往歴：特記すべき事項無し
現病歴：肉眼的血尿を主訴に来院．画像検査にて，膀胱前腔に多血性腫瘍および左右閉鎖リンパ節転移を認めた．鑑別診断として，孤立性線維性腫瘍，血管肉腫，絨毛癌，キャッスルマン病，パラガングリオーマなどが挙げられた．^{123}I-MIBGシンチは陰性，内分泌検査上も異常高値は認められなかったが，パラガングリオーマは完全に否定できないため，下腹部小切開で生検を行ったところ，悪性パラガングリオーマと診断された．その際，生検部位からの止血が困難で400mLの出血を認めた．
以上より，下記の術前準備を行い，麻酔科・放射線科・整形外科・形成外科・内分

泌内科・手術部看護師と術前合同カンファレンスを行った後，手術を施行した

- 術中大量出血 → 塞栓術依頼，輸血大量準備（放射線科，麻酔科）
- 血圧変動 → 術前降圧処置依頼（内分泌内科）
- 閉鎖神経損傷 → 神経再建依頼（形成外科）
- 左閉鎖孔部腫瘤 → 恥骨離断依頼（整形外科）
- 腫瘍膀胱間の剥離 → 膀胱全摘の場合，新膀胱・回腸導管
　　　　　　　　　 → 膀胱部分切除で欠損が大きい場合，膀胱拡大術（消化器外科）

術前に内分泌内科によるドキサゾシン投与，放射線科による血管塞栓術を行い，後腹膜腫瘍摘除術，膀胱部分切除，両側閉鎖リンパ節郭清を安全に施行できた．

手術時間：5時間31分，　出血量：595mL，術中合併症：なし

結果的には，術中に他診療科への手術支援は要さなかった．

腹部CT（造影）	膀胱鏡	血管造影（塞栓術）

3. 手術

 想定外や重大事象が発生した場合，迅速に情報を第三者に伝えるシステムを整備しておく

　術中判断に迷う場合，自分の力量を超える手術の場合，途中で予定術式を変更する場合など，手術チームの当事者では冷静な判断が困難な場合がある．このような場合，直ちに手術に参加していない泌尿器科医や他科医師に連絡し，応援，判断を求めることが重要である．当然，直ちに麻酔医に情報を提供することも重要である．重大事例報告を分析すると，上記のようなポイントで外部医師にコンサルトしていれば事故は未然に防止できたのではないかと推測できる症例が多く存在する．外部コンサルトは手術チームにとって恥ずべきことではなく，適切な危機管理能力を有するチームであると好評価されるべきである．また，患者に不利益が生じた場合も，診療科責任者のみならず，病院管理者にも直ちに報告をあげることが重要である．

 術者は可能な範囲で解説を行い，手術参加者は自由に意見を述べることができる

　術者は常に冷静を心がけ，自らの心理状態をコントロールする．究極の状況では集中度を高めるため会話を中断することもあるが，そのような状況以外ではできる限り術中の操作を言語化しながら手技を進める．一方，術者以外の参加者は自分の意見を遠慮せずに主張することが重要である．上職位者に対して意見を述べることはためらいもあるが，勇気をもって発言する．一度目の発言で意見が採用されない場合でも，再度主張して議論の場を持つ（two challenge rule）．術者は極度に集中すると他人の発言に耳を傾ける余裕がない場合があるが，二度目の提案には冷静な対応が可能となることがあるので，繰り返し主張をすることが重要である．

 「Think twice, cut once」大事故にならないための Don't を確認しておく

　各手術には，絶対に回避すべき事項がある．例えば，右上腹部手術であれば下大静脈損傷，十二指腸，胆管，膵頭部損傷など，左上腹部手術であれば上腸間膜動脈損傷，膵体尾部損傷などである．これらは即時患者影響度レベル5の合併症をきたすこともある．また，術中気づかず放置した場合，術後に同レベルの合併症をきた

[表1] 確認すべき「Don't」

術式	絶対に回避すべきこと
前立腺全摘，膀胱全摘	直腸損傷，DVC大量出血
右腎摘，副腎摘	下大静脈損傷，十二指腸・胆管・膵頭部損傷
左腎摘，副腎摘	膵体尾部損傷，脾損傷，上腸間膜動脈損傷
腎癌IVC塞栓摘除術	肺梗塞，肝静脈損傷

すこともある．Don'tの操作を疑った場合は，職位に関わらず誰であっても発言すべきである．また，術者は，「左腎動脈を切離しますが，これは上腸間膜動脈ではないですね」と全員に確認後，切離を行うよう，「Think twice, cut once」を心がける．

 何が起こっても対応できる余裕のある術野を確保する．そのためには境界領域の解剖学習も重要である

　下大静脈腫瘍塞栓を有する根治的腎摘除術は，泌尿器科医にとって最も難易度の高い術式の一つである．しかし，腎周囲が剥離され，腫瘍塞栓中枢端から3cm上方まで視野が展開されてあれば，下大静脈切開，腫瘍塞栓摘除，血管縫合などの操作自体はさほど難易度の高いものではない．しかし，腰静脈処理が不十分であったり，術野が狭く中枢側血管遮断鉗子と下大静脈切開上端との距離が十分でなかったりすると，大出血に遭遇することもある．このような非常事態に対応できるように，一回り広い術野確保をしておくことが大切である．そのためには，短肝静脈や肝静脈のバリエーションについても学習しておく必要がある．他領域の解剖学的知識が手術を助けることも多い．

 切離面の状況を十分観察し，適切な筋膜間剥離（plane dissection）が可能か否かを判断する

　剥離は手術において最も重要かつ基本的操作である．臓器の基本単位は，臓器＋周囲脂肪＋筋膜から構成され，そこに血管が入り込んでいる．特に悪性腫瘍全摘出術では，臓器を基本単位ごと摘出することが重要である．すなわち，隣接する臓器単位との間で剥離（これを筋膜間剥離という）を行うことにより，目的臓器を摘出するのである．筋膜は牽引の仕方や結合の強度により，網目状やカウント可能な膜状（1枚2枚，前層後層など）に見えることがあるが，基本構造は多層で厚みのあ

3. 手術

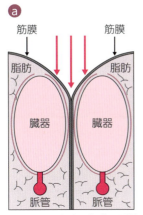

[図1] 臓器の基本構造と剥離位置
ⓐ臓器の基本的構造と筋膜間剥離
ⓑ剥離面の分析とそれに応じた剥離
→は剥離可能ライン

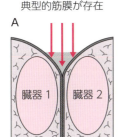
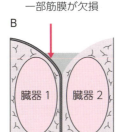
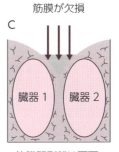

る結合織である［図1-ⓐ］．しかし，癒着や浸潤，あるいは前立腺と膀胱間のように臓器自体が直接筋膜を介せず接している場合など，典型的な筋膜間剥離が困難な場合がある．私見であるが，どれくらい安全確率をもって筋膜間剥離が可能かを全ての剥離面において判断し，それに応じて用いるモダリティーを使い分けるようにしている．例えば，網目状の層が幅広く展開されていればモノポーラー電気メス，そうでなければ剪刀による鋭的切開といった具合である．また，網目状剥離面であってもどちらの臓器寄りで剥離するのかなども，状況判断をすることが重要である［図1-ⓑ］．特に，ロボット支援手術では，このような操作が容易にできるので，その長所をできるだけ発揮するような手術を心がけたい．

手術動画だけではなく,手術記録を書くことで手術の理解を深めることができる

　手術動画を保存するだけでは手術の理解を深めることはできない.手術記録は症例報告であると考える.この症例に対し,どのような準備をし,どのようなコンセプトで手術を行ったのか,その結果は満足すべきものであったのか否か,満足がいかなかったのであれば反省点と次回への改善点は何か,これらについて詳細に記載することが望ましい.この部分は,症例報告の abstract に相当する.また,重要な局面を大きく図示し,できるだけ多くの解剖学的名称を記載することが重要である.解剖学的名称の多さで術者の手術理解度を推測することができる.動画では映っていない構造物を記載することも重要である.これは術野に直接露出していないが,術野外や背後に存在する重要な構造物を認識する作業にもつながる.術後カンファレンスでは,このような手術記録や,必要に応じ動画も交えてプレゼンテーションを行うと,学習効率が向上する.

1 STEP UP

手術の進歩に伴って,外科解剖も進歩する

　手術を上達するために解剖を学習することは言うまでもない.しかし,解剖学者による解剖学書が手術に適応するとは限らない.我々が求める解剖は,「その術野における構造物の状態や相互位置関係」である.また,末梢の神経,血管,筋組織などには当然バリエーションがあり,解剖書にすべてのバリエーションが記載されているとは限らない.また,ロボット支援手術の導入により微細な解剖の理解が求められるようになったが,必ずしもすべての人体解剖が明らかになっているのでもない.2010 年,European Urology に J. Walz が「A critical analysis of the current knowledge of surgical anatomy related to optimization of cancer control and preservation of continence and erection in candidates for radical prostatectomy」という前立腺外科解剖のバイブルとでも言う論文を発表したが,同氏は 2016 年「an update」として全く同タイトルの論文を European Urology に再発表した.このように,手術の進歩に伴い外科解剖学も進歩する.今後,さらなる解剖学的研究の発展を期待するとともに,泌尿器科医はそのアップデートを行うことも忘れてはならない.

2章 ▶ 疾患各論

4 ▶ 副腎腫瘍
―内分泌代謝科専門医・放射線診断専門医とのチーム医療で適切な診断と治療を行う

千葉大学大学院医学研究院 泌尿器科学 教授　市川智彦

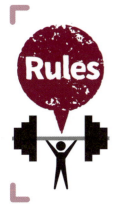

1 ▶ 副腎偶発腫瘍であっても内分泌学的検査を怠らない
2 ▶ Subclinical Cushing 症候群を見落とさない
3 ▶ 原発性アルドステロン症では副腎静脈サンプリングを行う
4 ▶ 褐色細胞腫では α_1 遮断薬などによる十分な術前処置をする
5 ▶ 家族歴がある場合は遺伝医療部門に紹介する

副腎偶発腫瘍であっても内分泌学的検査を怠らない

　副腎腫瘍は，副腎疾患を疑う臨床症状などの精査で診断される場合と，無症状で偶然発見される場合がある．いずれの場合も内分泌学的検査を行い，原発性アルドステロン症，Cushing 症候群/subclinical Cushing 症候群，褐色細胞腫などの内分泌活性腫瘍では原則として外科的治療を行う．内分泌非活性腫瘍の場合は長径が 4cm 未満で増大傾向がなく良性と診断される場合は経過観察を行い，4cm 以上あるいは増大傾向があり悪性を否定できない場合は外科的治療を検討する[1]．我が国の調査では，偶発腫瘍であっても，その半数近くは内分泌活性を示すとされており[2]，その内分泌活性に沿って治療を行う．

Subclinical Cushing 症候群を見落とさない

　Subclinical Cushing 症候群は副腎偶発腫瘍の精査で診断される．特徴的な身体的所見を呈さず，コルチゾールの基礎値も基準値であることから，見落とされる可能

性がある．2019年に「副腎性サブクリニカルクッシング症候群新診断基準」が示されており，それに沿って診断する[3]．高血圧を合併している場合には術後降圧薬の減量が期待できる[4]．対側の副腎機能は抑制されているため，Cushing症候群に準じて術後のステロイド補充を行う[5]．

症例

59歳　男性

診断：左副腎腫瘍，Subclinical Cushing症候群
既往歴：心房細動

内服：
ニフェジピン 20mg	2錠	1日2回	朝夕	（術後減量）
アジルサルタン 40mg	1錠	1日1回	朝	（術後減量）
エサキセレノン 2.5mg	1錠	1日1回	朝	（術後中止）
ロスバスタチン 5mg	1錠	1日1回	朝	（術後不変）
フェブキソスタット 10mg	1錠	1日1回	朝	（術後不変）
沈降炭酸カルシウム・コレカルシフェロール・炭酸マグネシウム				
	2錠	1日1回	朝	（術後不変）

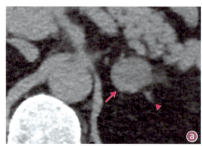
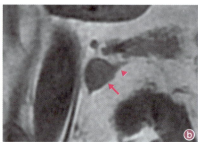
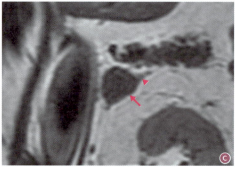

[図1] 腹部単純CT ⓐ，MRI冠状断T1強調像ⓑ・T2強調像ⓒ
左副腎に長径2.5cmの腫瘤を認めた（矢印）．副腎正常部分は著明に萎縮していた（矢頭）．

現病歴：

　心房細動に対するアブレーション目的に施行した CT 検査で左副腎に長径 2.5cm の腫瘤を指摘された．ホルモン基礎値で血中 ACTH < 1.5pg/mL，血中コルチゾール 10.4μg/dL，血中デヒドロエピアンドロステロンサルフェート 33 μg/dL．1mg デキサメタゾン抑制試験で血中コルチゾール 10.1μg/dL と抑制なし．血中 ACTH ならびにコルチゾールの日内変動消失．画像検査にて左副腎に長径 2.5cm の腫瘤を認め［図1］，^{131}I-アドステロールシンチにて腫瘍に一致した集積と対側の取り込み抑制を認めた［図2］．Subclinical Cushing 症候群の診断となり，腹腔鏡下左副腎摘除術を施行．術後，ヒドロコルチゾンの補充を行い，約1年で補充を終了した．降圧剤は術前より減量となった．脂質異常症は持続した．

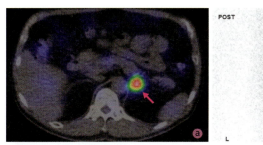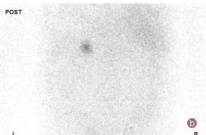

［図2］^{131}I-アドステロールシンチ
左副腎腫瘍に一致して強い集積を認めた（矢印）ⓐ．対側の副腎への取り込みは抑制されていたⓑ．

Rule 3　原発性アルドステロン症では副腎静脈サンプリングを行う

　原発性アルドステロン症は，副腎からの自律性アルドステロン過剰分泌により高血圧を呈する代表的な二次性高血圧である．副腎アルドステロン産生腺腫などによる片側性病変と両側副腎過形成による特発性アルドステロン症に大別される．これらを鑑別する標準的な病型診断法は副腎静脈サンプリングであるが，侵襲性や高度な技術を要するなど課題もある[6]．内分泌代謝科専門医・放射線診断専門医とのチーム医療が求められる手技である[7]．

症例

26歳　男性

診断：左副腎腫瘍，原発性アルドステロン症
既往歴：高血圧症，肥満症（BMI 28.5kg/m^2）
内服　アムロジピン 2.5mg　1錠　1日1回　朝　（術後中止）

現病歴：

　献血での血圧測定で高血圧を指摘された．その後，倦怠感や頭痛が出現し，自宅近くの診療所を受診．血圧 170〜180/110〜130mmHg と高値．低カリウム血症を認め，原発性アルドステロン症が疑われた．画像検査［図3］，内分泌学的精査などにより原発性アルドステロン症の診断となった．まず内服治療を開始したが，血圧の低下は不十分であり，低カリウム血症も持続することから，手術療法を検討するため副腎静脈サンプリングを行った［図4］．左副腎アルドステロン産生腺腫による原発性アルドステロン症の診断となり，腹腔鏡下左副腎摘除術を行った．術後血中アルドステロン値，レニン活性は正常化し，血圧も低下したため，降圧薬の内服は中止した．

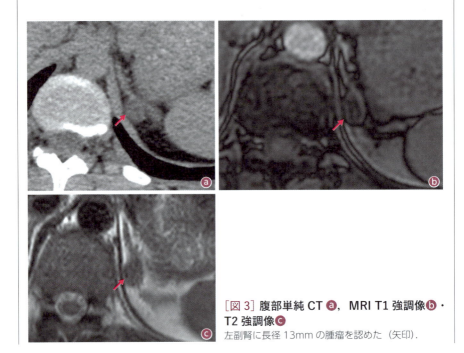

［図3］腹部単純 CT ⓐ，MRI T1 強調像 ⓑ・T2 強調像 ⓒ
左副腎に長径 13mm の腫瘤を認めた（矢印）．

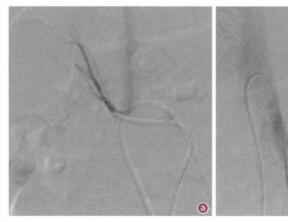
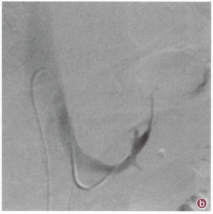

[図4] 副腎静脈サンプリング
右副腎静脈ⓐ，左副腎静脈ⓑを確認後実施した．

Rule 4　褐色細胞腫では$α_1$遮断薬などによる十分な術前処置をする

　褐色細胞腫は，無症候性であっても高血圧クリーゼを引き起こす可能性があることから，外科的切除が治療の第一選択となる[8,9]．多くの場合，腹腔鏡手術が選択されるが，その手技の如何にかかわらず，$α_1$遮断薬などによる十分な術前処置が不可欠である[8,9]．

Rule 5　家族歴がある場合は遺伝医療部門に紹介する

　多発性内分泌腫瘍症2A型（multiple endocrine neoplasia type 2：MEN2A）は甲状腺髄様癌，褐色細胞腫，副甲状腺機能亢進症が三大病変である．多発性内分泌腫瘍症1型（MEN1）においても副腎腺腫を認めることがある．MEN1が疑われる場合は，*MEN1*遺伝子検査が保険適用となっている[10]．また，MEN2型の場合においても，その原因遺伝子である*RET*遺伝子検査が保険適用となっている[10]．ただし，保険適用となるのは遺伝性甲状腺髄様癌が疑われる場合であるため，褐色細胞腫のみでは保険適用とならない．これらの遺伝学的検査には適切な遺伝カウンセリングの実施が求められる．施設に遺伝医療部門が設置されている場合は，担当医あるいは認定遺伝カウンセラーなどに相談するとよい．

1 STEP UP

副腎癌と遺伝学的検査[11]

　副腎癌は稀少がんであることから，がん遺伝子パネル検査の適応があり，がんゲノム医療中核拠点病院・拠点病院・連携病院ではその実施が可能である．副腎癌はLi-Fraumeni症候群の関連癌の一つである[12]．家族歴に若年の乳癌，脳腫瘍，骨肉腫，軟部腫瘍などを認める場合はLi-Fraumeni症候群を疑い，遺伝カウンセリングならびに本人が希望すれば原因遺伝子である*TP53*の遺伝学的検査を検討する．褐色細胞腫・パラガングリオーマ（pheochromocytoma and paraganglioma：PPGL）の約1割が遺伝性であるとされていたが，遺伝学的検査の普及に伴い，PPGLの最大40%に関連遺伝子の生殖細胞系列病的バリアントを認めると報告されている[13]．約10%が多発性内分泌腫瘍症2A型，同2B型，von Hippel-Lindau病，神経線維腫症1型の一症候として発症する[14]．PPGLの約3割にコハク酸脱水素酵素のサブユニットをコードする遺伝子（*SDHA*, *SDHB*, *SDHC*, *SDHD*など）に病的バリアントが認められ，生殖細胞系列にも病的バリアントを認めれば遺伝性褐色細胞腫・パラガングリオーマ症候群と呼ぶ．発症者で生殖細胞系列に病的バリアントを認めれば血縁者の遺伝学的検査も可能となるが，浸透率は年齢依存性であり原因遺伝子により異なるため，実施を検討する場合は十分な遺伝カウンセリングが必要である．

■ 文献

1) 日本泌尿器科学/日本内分泌外科学会．内分泌非活性副腎腫瘍診療ガイドライン2022年版．東京：メディカルレビュー社; 2022.
2) 上芝 元, 一城貴政. 副腎偶発腫瘍の全国調査－診断・治療指針の作成－. In: 厚生労働省科学研究費補助金難治性疾患克服研究事業 副腎ホルモン産生異常に関する調査研究 平成17年度総括・分担研究報告書; 2006. p.113-8.
3) 柳瀬敏彦. 副腎性サブクリニカルクッシング症候群新診断基準. 日内会誌. 2019; 108: 2148-53.
4) Raffaelli M, De Crea C, D'Amato G, et al. Outcome of adrenalectomy for subclinical hypercortisolism and Cushing syndrome. Surgery. 2017; 161: 264-71.
5) Sugiura M, Imamura Y, Kawamura K, et al. Contralateral adrenal width predicts the duration of prolonged post-surgical steroid replacement for subclinical Cushing syndrome. Int J Urol. 2018; 25: 583-8.
6) 日本内分泌学会. 原発性アルドステロン症診療ガイドライン2021. 日内分泌会誌. 2021; 97 Suppl. 1-55.

7) Kobayashi K, Alkukhun L, Rey E, et al. Adrenal Vein Sampling: Tips and Tricks. Radiographics. 2024; 44: e230115.
8) 日本内分泌学会. 褐色細胞腫・パラガングリオーマ診療ガイドライン 2018. 日内分泌会誌. 2018; 94 Suppl.
9) Bihain F, Nomine-Criqui C, Guerci P, et al. Management of patients with treatment of pheochromocytoma: A critical appraisal. Cancers（Basel）. 2022; 14: 3845.
10) 日本人類遺伝学会. 保険収載されている遺伝学的検査（2023 年 8 月 22 日更新）.〈http://www.kentaikensa.jp/〉（2024 年 5 月 29 日参照）
11) Ohmoto A, Hayashi N, Takahashi S, et al. Current prospects of hereditary adrenal tumors: towards better clinical management. Hered Cancer Clin Pract. 2024; 22: 4.
12) Schneider K, Zelley K, Nichols KE, et al. Li-Fraumeni Syndrome. 1999 Jan 19 [Updated 2019 Nov 21]. In: Adam MP, Feldman J, Mirzaa GM, et al, editors. GeneReviews® [Internet]. Seattle（WA）: University of Washington, Seattle; 1993-2024.〈https://www.ncbi.nlm.nih.gov/books/NBK1311/〉
13) Neumann HPH, Young WF Jr, Eng C. Pheochromocytoma and paraganglioma. N Engl J Med. 2019; 381: 552-65.
14) Else T, Greenberg S, Fishbein L. Hereditary paraganglioma-pheochromocytoma syndromes. 2008 [Updated 2023 Sep 21]. In: Adam MP, Feldman J, Mirzaa GM, et al, editors. GeneReviews® [Internet]. Seattle（WA）: University of Washington, Seattle; 1993-2024.〈https://www.ncbi.nlm.nih.gov/books/NBK1548/〉

2章 ▶ 疾患各論

5 ▶ 腎癌
―― 的確な診断は適切な治療法選択の鍵

愛媛大学大学院医学系研究科 泌尿器科学講座 教授　雑賀隆史
愛媛大学大学院医学系研究科 泌尿器科学講座 助教　西村謙一

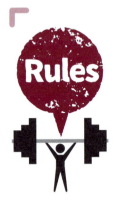

Rules

1 ▶ 腫瘍塞栓，見つけたら超音波検査を
2 ▶ 腎部分切除術といえば，超音波検査で確認
3 ▶ 多発肺転移があれば，脳転移を疑ってみる
4 ▶ ICI を始める前に患者背景を確認する
5 ▶ 若年女性に腎癌と大きな子宮筋腫を認めたら要注意！
6 ▶ 小径腎癌では手術以外も考慮する
7 ▶ 薬物療法選択には組織型を考える
8 ▶ ひょっとしたら T3 ？　画像診断の落とし穴に気を付ける

Rule 1　腫瘍塞栓，見つけたら超音波検査を

　転移のない腎癌の場合，根治手術が基本である．しかし，腎癌の特徴として血管内に腫瘍塞栓が進展する場合がある．腫瘍塞栓の先端がどのレベル（肝静脈や横隔膜）に達しているかで術式は大きく異なる．肝静脈を超えていれば肝臓外科，横隔膜を超えていれば心臓血管外科の協力が必要であり手術侵襲が大きくなる．

　しかし，通常腎癌の腫瘍塞栓は静脈壁と癒着せず腫瘍塞栓を引き出して取り出すことが可能である．術前に超音波検査を行い腫瘍の可動性を確認することで腫瘍塞栓と血管との癒着をある程度予測し術式を決定する．もちろん術中に再度超音波検査での確認を行うことは必須である．造影 CT はその瞬間を捉えた静的評価である．超音波検査は腫瘍塞栓の動的評価が可能となり，腫瘍の可動性を推測することができる．腫瘍塞栓は超音波検査でも確認すべきである．

5. 腎癌

61 歳　女性

主訴：倦怠感，食欲不振，体重減少

経過：CT で右腎腫瘍，下大静脈浸潤と診断

　　　造影 CT では肝内および肝下領域の IVC に進展が認められたが右心房には進展は認められなかった［図 1］.

　経胸壁心超音波検査を施行したところ右心房に腫瘤があり［図 2］，拡張期に右心室に脱出していた［図 3］.

　術前に心臓カテーテル検査を行い，右冠動脈の狭窄を認めた．泌尿器科，血管外科，心臓胸部外科により，根治的腎摘除術と下大静脈および右房腫瘍血栓の切除術と単枝冠動脈バイパス術を受けた[1]．

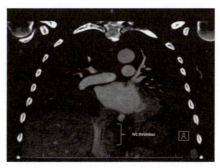

［図 1］CT

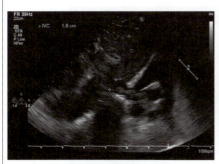

［図 2］右心房への腫瘍塞栓

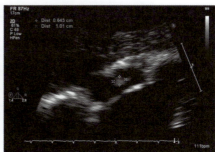

［図 3］右心室への脱出

Rule 2　腎部分切除術といえば，超音波検査で確認

　術者として事前に手術のシミュレーションを行うことは当然である．近年腎部分切除術は開腹手術より腹腔鏡下腎部分切除術やロボット支援腎部分切除術を選択する症例が多い．ポート位置はその後の手術の難易度を決定する重要な要素となる．腫瘍の局在によってポート位置を決定するため事前の入念な吟味が必要である．また，術中には超音波検査で腫瘍の位置を把握して切除ラインを決定する．このため術前に超音波検査で腫瘍を確認し，腫瘍被膜の有無，尿路との位置関係，腎囊胞がある場合はその位置関係を把握することでより精密なシミュレーションが可能となる．

　腹腔鏡下手術に限らずロボット支援下手術においても，腎部分切除を行う場合は

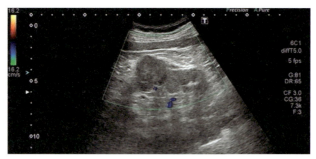
[図4] 腎中極 2.8cm の淡明細胞がん
被膜を認め境界明瞭．

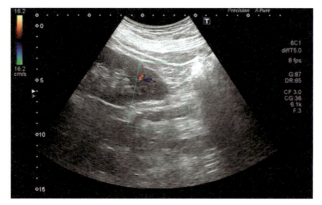
[図5] 腎下極 2.5cm の淡明細胞がん
腫瘍に流入する栄養血管を確認．

5. 腎癌

術前に超音波検査で腫瘍の局在，被膜の有無を確認すべきである．

Rule 3 多発肺転移があれば，脳転移を疑ってみる

腎癌のステージングを行う場合，血液検査，造影 CT に加えて，神経所見がある場合を脳 MRI，骨転移が疑われた場合に骨シンチを行うのが一般的である．また，多発肺転移を有するがん患者の場合，脳転移を疑えと教わっているだろう．しかし，多発肺転移を有する腎癌症例でも神経学的所見がなければ，脳転移の評価していないのではないだろうか．

77 歳　女性
診断：左腎腫瘍 cT2aN0M1（肺）
既往歴：バセドウ病　高血圧
内服：アムロジピン 5mg　朝食後
　　　メルカゾール 5mg　朝食後　隔日投与

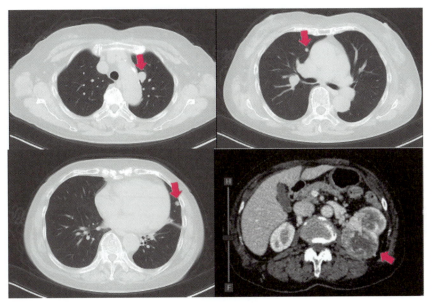

[図 6] 造影 CT で多発肺転移を認めた（cT2N0M0）

現病歴:

　左腎腫瘍 cT2aN0M1［図 6］に対して腹腔鏡下左腎摘除術を施行した．術後 3 カ月肺転移に対して Ipilimumab + Nivolumab 併用療法を導入した．（IMD risk group：Intermediate risk）導入 1 週間後，認知機能の低下を自覚し，day13 当科を受診した．構音障害を認め頭部 MRI にて多発脳転移，脳浮腫と診断した［図 7］．脳浮腫に対する治療（ステロイド，マンニトール）により構音障害は軽快し，day26 脳転移に対してサイバーナイフを施行した．

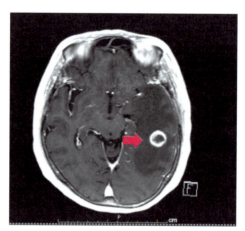

［図 7］造影 MRI で脳転移と周囲の脳浮腫を認めた

　腎癌の脳転移の頻度は，淡明細胞癌で 8%，非淡明細胞癌で 2〜3% である[2]．NCCN guideline では臨床的に適応があれば脳 MRI を施行する記載されているが，その判断基準は明確ではない．一般的に悪性腫瘍において肺転移を有する場合は脳転移を疑う必要がある．そして，ICI を使用することで腫瘍周辺に脳浮腫が生じ，状態が急変することがある．そのため，神経学的所見がなくても「多発肺転移があれば，脳転移を疑ってみる」．

Rule 4　ICI を始める前に患者背景を確認する

　Immune checkpoint inhibitor（ICI）はがん免疫サイクル（T 細胞の免疫応答）に関与することで抗がん効果を発揮する薬剤で現在の腎癌の薬物治療における key drug である[4]．ICI を使用する上で最も憂慮すべき副作用は免疫学的有害事象

（irAEs：immune related adverse events）である．irAEs の発症に T 細胞だけでなく B 細胞も深く関わっていることが報告されているが，いまだそのメカニズムは解明されていない[5]．一度 irAEs を発症すると，自己免疫に異常をきたし ICI の休薬やステロイド治療が必要となるだけでなく，糖尿病や副腎不全といった不可逆的な後遺症に至ることもある．そのため，いかに発症を予測し irAEs への対策を行うかが課題となる．irAEs の発症を予測する Biomarkers は特定されていないが，irAEs と関連する因子は同定されてきている［図 8］．

　ICI を始める前に患者の病歴を確認し，ICI のリスクについて説明し，irAEs に備える必要がある．さらに，irAEs の中でも副腎不全や糖尿病，間質性肺炎，脳炎などは致死的病態を呈する場合があり発症早期に治療介入する必要がる．ICI を安全に使用するために，症状を自覚して伝えることができる認知機能，受診するための交通手段や居住地といった患者背景を把握しておくことが重要である．

　ICI が腎癌の薬物治療において欠かせないが，ICI を始める前に患者背景を確認する．

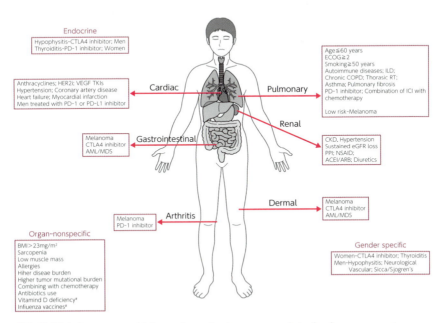

[図 8] **Risk factors and biomarkers for immune-related adverse events**
(Front Immunol. 2022. 26; 13: 779691[6])

Rule 5 若年女性に腎癌と大きな子宮筋腫を認めたら要注意

遺伝性平滑筋腫症腎細胞癌（hereditary leiomyomatosis and renal cell carcinoma：HLRCC）は，腎細胞癌，子宮筋腫，皮膚平滑筋腫を3主徴とする常染色体顕性疾患である．皮膚平滑筋種を伴わない場合はあるが，ほとんどの症例で子宮筋腫を認める．腎細胞癌の診断時年齢は40代前半といわれているが，未成年者や若年性腎にも発症する[7]．

Smitの提唱する診断基準では，大基準1項目，もしくは，小基準のうち少なとも2項目を満たす場合にHLRCCを疑い，遺伝子検査でFH生殖細胞系列病的バリアンスを調べる必要がある[8]．

結節性硬化症ややBirt-Hogg-Dubé症候群といった遺伝性腎腫瘍とは異なり，HLRCCは高悪性度が多く，単発や小径腎癌であっても転移しやすいとされる．

子宮筋腫を有する若年女性に腎癌を見つけたら，HLRCCを疑う．

[表1] Smitの提唱するHLRCCの診断基準

大基準	病理組織学的に確定された，多発性皮膚平滑筋腫．
小基準	外科的切除が必要とされるような，40歳未満に発症する症候性子宮筋腫． 40歳未満に発症するtype2乳頭状腎細胞癌． 上記項目を1つ以上を持つ第一度近親者（両親，兄弟，子供）．

(Smit DL, et al. Clin Genet. 2011; 79: 49-59[8])

Rule 6 小径腎癌では手術以外も考慮する

小径腎癌と診断したら腎部分切除術だと意気込む泌尿器外科医がいるかもしれない．しかし，小径腎癌の治療は腎部分切除術のみではない．本邦において，アブレーション治療（凍結療法）が2011年に保険適用となった．凍結療法の治療成績（5年癌特異生存率：98%）は腎部分切除術（5年癌特異生存率：91%）と変わらず良好である[9]．NCCNガイドライン2024でも治療法の選択肢として挙げられている[10]．2020年には5cm以下の転移のない腎癌に対し体幹部定位放射線治療(SBRT: stereotactic body radio therapy)が保険適用となった．SBRTの治療成績は4年癌特異的生存率：91%と，腎部分切除術や凍結療法に比べやや劣るものの出血傾向のある患者には有用な可能性がある[11]．また，3cm以下のSRMの25%，2cm以下の

SRM の 30％が低悪性度であると推定されていることもあり[12]，高齢患者や手術不能な患者においては SBRT や active surveillance も選択肢の一つとなる．

泌尿器外科医ではなく泌尿器科医として，患者には小径腎腫瘍の悪性の可能性を説明し，可能な治療方法を提示する必要がある．小径腎癌では手術以外も考慮すべきである．

Rule 7　薬物療法選択には組織型を考える

進行性および転移性腎細胞癌の薬物治療は分子標的治療と免疫療法である．近年は，分子標的薬と ICI を組み合わせたレジメンが一次治療の主軸となっている．各レジメンは臨床試験において有効性と安全性が示されており，症例に応じてレジメンが選択される．

我々が臨床試験の結果を用いる上で留意すべき点は，大規模臨床試験の多くは淡明細胞型腎細胞癌を対象としているということである．非淡明細胞型腎細胞癌は，腎細胞癌症例の 25％ を占める淡明細胞型腎細胞癌とは異なる悪性腫瘍である．さらに，非淡明細胞型腎細胞癌の中でも組織型によって予後は大きく異なる．例えば，集合管癌 や HLRCC 随伴腎細胞癌は予後不良であり，淡明細乳頭状腎細胞癌は予後良好である[13-15]．そのため，組織別の臨床試験が必要となるが，症例数が少なく大規模臨床試験を行うことが難しい．結果として，非明細胞型腎細胞癌の治療は主に小規模な第 II 相臨床試験の結果に基づいているか，または淡明細胞型腎細胞癌の治療結果をもとに考えられている．

腎細胞癌に対して薬物療法を選択する場合，組織型を確認して治療の有効性，予後を把握しておく必要がある．

Rule 8　ひょっとしたら T3 ？　画像診断の落とし穴に気をつける

T1 だと思い腎部分切除術を施行したら実は術後病理が pT3 だったという症例に遭遇することがある．術前の造影 CT 画像の腫瘍の形態から pT3a への upstaging を検討した報告がある[16]．腎腫瘍の形態を［図9］のように 3 つの type に分類したところ，irregular type で T3 への upstaging が最も多く，PFS，OS 共に有意に短い結果であった．irregular type のように不規則な形状になる理由としては，腫瘍の積極的な増殖によるもの，あるいは腎静脈内枝の腫瘍塞栓を反映しており，それらが病理組織学的な upstaging に密接に関与していると考えられている．

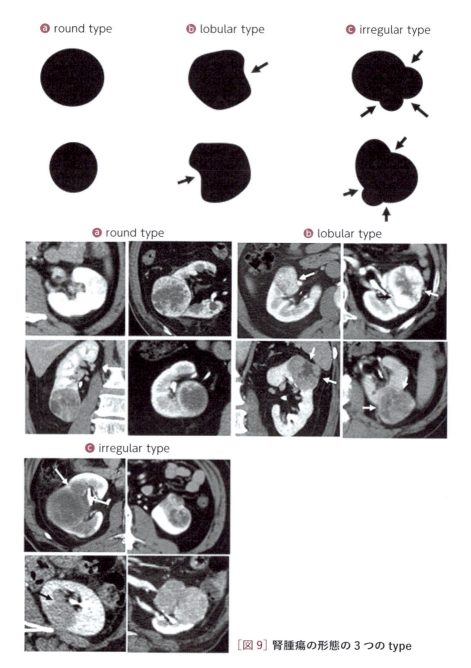

[図9] 腎腫瘍の形態の3つのtype

　このようにT1に見えるものでもT3にupstagingする症例もあるため，「ひょっとしたらT3？」という疑いを持って画像をみる．

1 STEP UP

Pseudoprogression と Hyperprogression

　Pseudoprogression とは，固形腫瘍に対してICIを使用する場合，治療開始早期に腫瘍の増大もしくは新規病変が出現し，その後腫瘍が縮小・消失する現象である．腫瘍が縮小する時期によって，治療開始12週間以内に起こる early pseudo-progression と 12週間以降に起こる delayed pseudoprogression に分類される．Pseudoprogression の発生率は，腎細胞癌で2.86〜8.82％，尿路上皮癌で1.49〜7.14％とされる．Pseudoprogression の機序はいまだ不明であり，診断方法も確立されていない[17]．対して，hyperprogression は治療開始早期に腫瘍の増大を認め，その後も増大するため，早期の治療変更が必要となる．
　Pseudoprogression と hyperprogression の鑑別は画像検査，血液検査，PS，腫瘍生検による組織検査などを用いて複合的に判断する必要がある．臨床医にとって悩ましい現象であるが，ICI治療開始後に病巣の急激な増大を認めた場合，常に頭に入れておく必要がある．

■文献
1) Bejarano M, Cameron YL, Kontias TC, et al. Transthoracic echo: A sensitive tool for detecting cardiac extension of renal cell carcinoma? Bejarano M, et al. World J Clin Cases. 2014; 16; 2: 377-9.
2) Dudani S, Velisco G, Wells JC, et al. Evaluation of clear cell, papillary, and chromophobe renal cell carcinoma metastasis sites and association with survival. JAMA Netw Open. 2021; 4: e2021869.
3) National Comprehensive Cancer Network. NCCN guideline 2024. 2024.
4) Chen DS, Mellman I. Oncology meets immunology: the cancer-immunity cycle. Immunity. 2013. 39: 1-10.
5) Nishimura K, Konishi T, Ochi T, et al. CD21lo B Cells Could Be a Potential Predictor of Immune-Related Adverse Events in Renal Cell Carcinoma. J Pers Med 2022. 12: 888.
6) Chennamadhavuni A, Abushahin L, Jin N, et al. Risk Factors and Biomarkers for Immune-Related Adverse Events: A Practical Guide to Identifying High-Risk Patients and Rechallenging Immune Checkpoint Inhibitors. Front Immunol. 2022. 26; 13: 779691.
7) 古屋充子, 蓮見壽史, 矢尾正祐. 遺伝性平滑筋腫症腎細胞癌（hereditary leiomyomatosis and renal cell cancer; HLRCC). 遺伝性腫瘍. 2021; 11: 1-5.
8) Smit DL, Mensenkamp AR, Badeloe S, et al. Hereditary leiomyomatosis and renal cell cancer in families referred for fumarate hydratase germline mutation analysis. Clin Genet. 2011: 79: 49-59. doi: 10.1111/j.1399-0004.2010.01486.x.
9) Andrews JR, Atwell T, Schmit G, et al. Oncologic Outcomes Following Partial Nephrec-

tomy and Percutaneous Ablation for cT1 Renal Masses. Eur Urol. 2019; 76: 244-51. doi: 10.1016/j.eururo.2019.04.026
10) NCCN guideline 2024. kidney.pdf (nccn.org)
11) Siva S, Correa RJM, Warner A, et al. Stereotactic ablative radiotherapy for ≥T1b primary renal cell carcinoma: A report from the international radiosurgery oncology consortium for kidney (IROCK). Int J Radiat Oncol Biol Phys. 2020; 108: 941-9.
12) Thompson RH, Kurta JM, Kaag M, et al. Tumor size is associated with malignant potential in renal cell carcinoma cases. J Urol. 2009; 181: 2033-6.
13) Tokuda N, Naito S, Matsuzaki O, et al. Japanese Society of Renal Cancer. Collecting duct (Bellini duct) renal cell carcinoma: A nationwide survey in Japan. J Urol. 2006; 176: 40-3.
14) Merino MJ, Linehan WM. Hereditary leiomyomatosis and renal cell carcinoma-associated renal cell carcinoma. In: Moch H, Humphrey PA, Ulbright TM, et al, editors. WHO Classification of Tumours of the Urinary System and Male Genital Organs. 4th ed. Lyon: IARC Press. 2016; p.25-6.
15) Srigley JR, Cheng L, Grignon DJ, et al. Clear cell papillary renal cell carcinoma. In: Moch H, Humphrey PA, Ulbright TM, et al, editors. WHO Classification of Tumours of the Urinary System and Male Genital Organs. 4th ed. Lyon: IARC Press; 2016. p.40-1.
16) Teishima J, Hayashi T, Kitano H, et al. Impact of radiological morphology of clinical T1 renal cell carcinoma on the prediction of upstaging to pathological T3. Jap J Clin Oncol. 2020; 50: 473-8.
17) The potential mechanism, recognition and clinical significance of tumor pseudoprogression after immunotherapy. Cancer Biol Med. 2019; 16: 655-70.

2章 ▶ 疾患各論

6 ▶ 腎囊胞・その他の腎腫瘍
―― 画像診断を活用して良性悪性を鑑別する

東京科学大学大学院 医歯学総合研究科 腎泌尿器外科学教室 講師　田中　一
東京科学大学大学院 医歯学総合研究科 腎泌尿器外科学教室 教授　藤井靖久

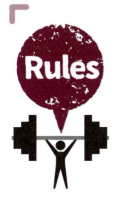

1 ▶ 腎腫瘍の精査には造影でのダイナミックCTを施行する

2 ▶ 造影CT不可あるいはCTにて質的診断が困難な腎腫瘍に対してはMRIを検討する

3 ▶ 腎囊胞性腫瘤はBosniak分類を適用して評価する

4 ▶ 画像検査で良性悪性の鑑別が困難な腎充実性腫瘤に対しては生検を検討する

5 ▶ 特に若年者で多発する腎病変を有する症例では遺伝性疾患の可能性を考慮する

6 ▶ 有症状あるいは大きな腎血管筋脂肪腫に対しては治療の適応を検討する

 腎腫瘍の精査には造影でのダイナミックCTを施行する

　近年，CTやMRIといった画像診断の進歩と普及，あるいは健診受診率の上昇により，偶発的に診断される腎腫瘍が増加している[1,2]．ここで，小径（通常径4cm以下を指す）の腎腫瘍においては良性悪性の鑑別がしばしば困難であり，最近の欧米からの報告では腎癌の術前診断にて手術が施行された小径腎腫瘍の20〜30％が良性であったとされる[3]．これより，腎偶発腫瘍の診療においては，画像診断を活用して病変の質的評価を行うことが重要である．

　腎腫瘍の質的診断において，ヨード造影剤の禁忌がない場合，第一に造影でのダイナミックCTが推奨される．はじめに，単純CTにて粗大な脂肪を有する場合，血管筋脂肪腫と診断することが可能である．なお，超音波検査で高エコーを呈する腎腫瘍では第一に血管筋脂肪腫の可能性を考慮するが，腎癌が高エコーを呈するこ

ともあるため注意を要する．腎癌で最も頻度の高い組織型である淡明細胞型腎細胞癌の多くは，その特徴的な造影パターン，すなわち皮髄相で濃染し実質相あるいは排泄相で洗い出しを呈することにより，ダイナミックCTにて正しく診断が可能である．一方，非淡明細胞型腎細胞癌は一般に淡明細胞型腎細胞癌と比較して血流に乏しいことが多く，腎良性腫瘍との鑑別がしばしば困難となる．囊胞性腫瘍が疑われる場合，ダイナミックCTによって隔壁および充実成分の有無と性状を評価することが良性悪性の鑑別につながる．

Rule 2 造影CT不可あるいはCTにて質的診断が困難な腎腫瘍に対してはMRIを検討する

ダイナミックCTにて淡明細胞型腎細胞癌に特徴的な所見が認められない場合，あるいはヨード造影剤が使用できない場合，MRIを施行することが鑑別診断の一助となる[4]．ここで，腎癌との鑑別がしばしば問題となる代表的な腎充実性良性腫瘍として，脂肪成分の少ない血管筋脂肪腫とオンコサイトーマの特徴を知っておくことが肝要である[5,6]．腎血管筋脂肪腫は発症頻度の高い腎良性病変であり，多くはその脂肪成分により単純CTで容易に診断されるが，中には画像検査で識別可能な十分な脂肪成分を有さない血管筋脂肪腫が存在し，腎細胞癌との鑑別がしばしば困難となる[7]．典型的には，脂肪成分の少ない血管筋脂肪腫は，単純CTにて高吸収，ダイナミックCTにて淡明細胞型腎細胞癌と比較し弱い造影効果を呈し，さらにT2強調MRIにて低信号および偽被膜の不明瞭を呈するが，これらに合致しない症例もあることにも留意する[4,8]．オンコサイトーマは，脂肪成分の少ない血管筋脂肪腫と並び，画像検査において腎細胞癌との鑑別が困難な腎良性腫瘍である．その発症頻度には地域差があることが知られており，欧米ではオンコサイトーマが多く診断される一方，アジアではその頻度が低いとされる[5,6]．オンコサイトーマの画像所見として中心性瘢痕やsegmental enhancement inversionが知られているが，これらの所見によるオンコサイトーマの診断精度は十分でなく，画像検査におけるその診断はしばしば困難である[9-11]．囊胞性腫瘍の診断において造影CTが施行できない場合，MRIによって隔壁および充実成分の有無と性状を評価する．

Rule 3 腎囊胞性腫瘍はBosniak分類を適用して評価する

腎囊胞性腫瘍の質的評価においてはBosniak分類を適用する［表1］[12]．囊胞壁の

6. 腎嚢胞・その他の腎腫瘍

[表1] Bosniak 分類（2019年改訂版，要点のみ抜粋して記載）

カテゴリー	CT あるいは MRI 所見
I	・薄い（2mm以下）嚢胞壁 ・CT で水の吸収値（-9～20HU）あるいは MRI で水の信号（髄液と同等）を呈する ・隔壁や石灰化を有さない
II	・薄い（2mm以下）嚢胞壁 ・薄く（2mm以下）少数（3本以下）の隔壁を有する，もしくは CT で均一な高吸収値（70HU以上）あるいは T1 強調 MRI で均一な高信号を呈する，もしくは石灰化を有する
IIF	・平滑で軽度肥厚（3mm）した造影効果を伴う嚢胞壁もしくは隔壁を有する，もしくは多数（4本以上）の薄い（2mm以下）隔壁を有する，もしくは脂肪抑制 T1 強調 MRI で不均一な高信号を呈する嚢胞
III	・平滑で肥厚（4mm以上）した，もしくは不均一で厚さ3mm以下の造影効果を伴う嚢胞壁もしくは隔壁を有する
IV	・造影される結節（4mm以上のなだらかな突出もしくはサイズによらず鋭い突出）を有する

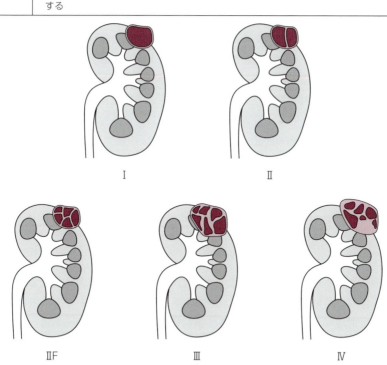

(Silverman SG, et al. Radiology. 2019; 292: 475-88[12]) を参考に作成）

性状，隔壁および充実成分の有無と性状によって，カテゴリー I，II，IIF，III，IVの5段階に分類され，カテゴリー I および II は良性と診断でき原則無治療，カテ

ゴリーⅡFは良性の可能性が高いが悪性を否定できないため画像での経過観察を推奨，カテゴリーⅢは悪性の可能性が中等度あり手術を検討，カテゴリーⅣは悪性の可能性が高く手術を推奨と解釈される．なお，Bosniak 分類は，元々は造影 CT の所見によるものであったが，2019 年にその改訂版が提唱されており，MRI の所見が正式に組み込まれ，また隔壁の数や嚢胞壁および隔壁の厚さが具体的に記載された．

画像検査で良性悪性の鑑別が困難な腎充実性腫瘍に対しては生検を検討する

　腎腫瘍に対する生検は，出血や腫瘍細胞播種への懸念から歴史的に忌避されてきたが[13,14]，このような古典的な腎腫瘍生検の概念が近年変化している．現行の欧州泌尿器科学会もしくは米国放射線学会のガイドラインにも記載されているように，画像検査で組織型（良性悪性）の推定が困難である腎充実性腫瘍は経皮的針生検の良い適応と考えられる[15,16]．先に述べた通り，腎細胞癌と鑑別を要する良性病変として脂肪成分の少ない血管筋脂肪腫とオンコサイトーマが重要であるが，このうち脂肪成分の少ない血管筋脂肪腫は，免疫組織化学染色において HMB-45 陽性，cytokeratin 陰性という特徴的な所見を呈することもあり，生検によってほぼ確実に診断可能である[17,18]．一方，オンコサイトーマに関しては，腎腫瘍生検によっても腎細胞癌（特に嫌色素性腎細胞癌）との鑑別がしばしば困難であることに留意する[18]．また，明らかな充実部分を有する場合を除き，腎嚢胞性腫瘍に対しては原則として経皮的針生検を行わない[15]．

特に若年者で多発する腎病変を有する症例では遺伝性疾患の可能性を考慮する

　両側腎に多発する病変を認めた場合，特に若年者あるいは家族歴を有する者においては遺伝性疾患の可能性を考慮する．結節性硬化症は，皮膚，脳，腎臓，心臓など多くの臓器に形成異常と腫瘍発生をきたす遺伝性の神経皮膚症候群である．結節性硬化症患者の 60〜80％が腎病変を有するとされ，代表的な腎病変として，腎血管筋脂肪腫，腎嚢胞，あるいは腎細胞癌が認められる[19,20]．結節性硬化症に伴う腎血管筋脂肪腫は両側腎に多発し，かつサイズが大きいことが報告されており[19,20]，このような所見を認めた際には結節性硬化症の可能性を考慮し，他の特徴的な臨床症状の有無を検索することが必要である．多発性嚢胞腎には常染色体顕性（優性）多発性嚢胞腎

と常染色体潜性（劣性）多発性囊胞腎があり，前者は遺伝性腎疾患の中で最も頻度の高い疾患である[21]．常染色体顕性多発性囊胞腎では，両側腎に多数の囊胞が進行性に発生，増大し，70 歳までに約半数が末期腎不全に至るとされる[22]．特に若年者において両側腎に多発する囊胞を認めた場合，本疾患を想起してまず家族歴を聴取する．

Rule 6　有症状あるいは大きな腎血管筋脂肪腫に対しては治療の適応を検討する

　大きな腎血管筋脂肪腫では自然破裂のリスクがあるとされ，古典的には径 4cm 以上が治療介入を検討すべきカットオフとされていた[23]．一方，近年の報告では，孤発性の腎血管筋脂肪腫の増大速度は一般に緩徐であり，自然破裂のリスクは低く，治療介入を要する頻度は低いとされる[24, 25]．これを踏まえ，欧州泌尿器科学会のガイドラインでは，径 4cm 以上というカットオフを単純に治療介入の基準として用いるべきではないと記載されている[15]．疼痛や出血を伴う場合，あるいは大きな腎血管筋脂肪腫においてはその増大速度も考慮し，適切な症例選択のもとで治療の適応を検討すべきと考えられる．治療の方法としては，腫瘍の栄養血管に対する選択的動脈塞栓術が有効である．

35 歳　女性
診断：右腎偶発腫瘤
既往歴：特記事項なし
現病歴：健康診断の超音波検査にて径 1.6cm の右腎腫瘤を指摘され，精査加療目的に当科を受診した．単純 CT にて等吸収［図1 ❹］を呈し，明らかな脂肪成分を認めなかった．ダイナミック CT 検査では，造影皮髄相で弱く造影され［図1 ❺］，腎実質相で洗い出し［図1 ❻］を呈する造影パターンを認めた．MRI 検査では，T2 強調画像にて腎実質と等信号で偽被膜が不明瞭［図2 ❹］，T1 強調画像の in-phase［図2 ❺］, opposed-phase［図2 ❻］, これらのサブトラクション画像［図2 ❼］にて，微量な脂肪成分の占有が疑われた．脂肪成分の少ない腎血管筋脂肪腫の可能性を考え，経皮的腎腫瘍生検を施行．組織学的に腎血管筋脂肪腫と診断した．

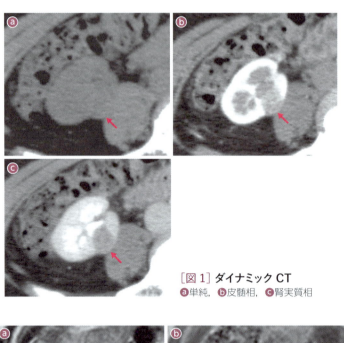

[図1] ダイナミックCT
ⓐ単純, ⓑ皮髄相, ⓒ腎実質相

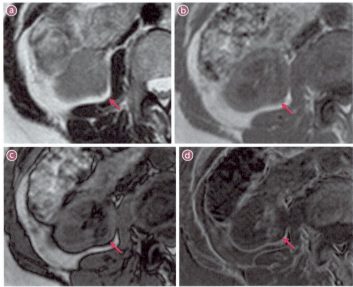

[図2] 単純MRI
ⓐT2強調画像, ⓑT1強調画像 in-phase, ⓒT1強調画像 opposed-phase, ⓓa〜bのサブトラクション画像

6. 腎囊胞・その他の腎腫瘍

1 STEP UP

近年，目まぐるしい進歩を遂げている人工知能技術が，医療の現場を変えつつある．深層学習（deep learning）と呼ばれる機械学習では，多層化したニューラルネットワークを用いてデータを自ら解析して学習し，そこから一定の解を導き出すことが可能であり，画像診断とは極めて親和性の高い技術であると言える．胸部X線画像における病変の自動検出などはすでに臨床応用されており，今後より複雑な画像診断のタスクにおいても人工知能による革新が期待される．腎腫瘍の画像診断における深層学習の活用についても複数の研究報告があり，さらなる発展が期待される．

■文献

1) Hollingsworth JM, Miller DC, Daignault S, et al. Rising incidence of small renal masses: A need to reassess treatment effect. J Natl Cancer Inst. 2006; 98: 1331-4.
2) Nguyen MM, Gill IS, Ellison LM. The evolving presentation of renal carcinoma in the United States: trends from the Surveillance, Epidemiology, and End Results program. J Urol. 2006; 176: 2397-400.
3) Johnson DC, Vukina J, Smith AB, et al. Preoperatively misclassified, surgically removed benign renal masses: A systematic review of surgical series and United States population-level burden estimate. J Urol. 2015; 193: 30-5.
4) Tanaka H, Fujii Y, Tanaka H, et al. Stepwise algorithm using computed tomography and magnetic resonance imaging for diagnosis of fat-poor angiomyolipoma in small renal masses: Development and external validation. Int J Urol. 2017; 24: 511-7.
5) Fujii Y, Komai Y, Saito K, et al. Incidence of benign pathologic lesions at partial nephrectomy for presumed RCC renal masses: Japanese dual-center experience with 176 consecutive patients. Urology. 2008; 72: 598-602.
6) Jeon HG, Lee SR, Kim KH, et al. Benign lesions after partial nephrectomy for presumed renal cell carcinoma in masses 4 cm or less: Prevalence and predictors in Korean patients. Urology. 2010; 76: 574-9.
7) Fittschen A, Wendlik I, Oeztuerk S, et al. Prevalence of sporadic renal angiomyolipoma: A retrospective analysis of 61,389 in- and out-patients. Abdom Imaging. 2014; 39: 1009-13.
8) Jinzaki M, Silverman SG, Akita H, et al. Renal angiomyolipoma: A radiological classification and update on recent developments in diagnosis and management. Abdom Imaging. 2014; 39: 588-604.
9) Sasaguri K, Takahashi N, Gomez-Cardona D, et al. Small (< 4cm) Renal Mass: Differentiation of Oncocytoma From Renal Cell Carcinoma on Biphasic Contrast-Enhanced CT. AJR Am J Roentgenol. 2015; 205: 999-1007.

10) Schieda N, McInnes MD, Cao L. Diagnostic accuracy of segmental enhancement inversion for diagnosis of renal oncocytoma at biphasic contrast enhanced CT: Systematic review. Eur Radiol. 2014; 24: 1421-9.
11) Galmiche C, Bernhard JC, Yacoub M, et al. Is Multiparametric MRI useful for differentiating oncocytomas from chromophobe renal cell carcinomas? AJR Am J Roentgenol. 2017; 208: 343-50.
12) Silverman SG, Pedrosa I, Ellis JH, et al. Bosniak Classification of cystic renal masses, version 2019: An update proposal and needs assessment. Radiology. 2019; 292: 475-88.
13) Herts BR, Baker ME. The current role of percutaneous biopsy in the evaluation of renal masses. Semin Urol Oncol. 1995; 13: 254-61.
14) Dechet CB, Zincke H, Sebo TJ, et al. Prospective analysis of computerized tomography and needle biopsy with permanent sectioning to determine the nature of solid renal masses in adults. J Urol. 2003; 169: 71-74.
15) EAU Guidelines. Renal Cell Carcinoma. 〈https://uroweb.org/guidelines/renal-cell-carcinoma.〉
16) Wang ZJ, Nikolaidis P, Khatri G, et al. ACR Appropriateness Criteria® indeterminate renal mass. J Am Coll Radiol. 2020; 17: S415-28.
17) Nelson CP, Sanda MG. Contemporary diagnosis and management of renal angiomyolipoma. J Urol. 2002; 168: 1315-25.
18) Schmidbauer J, Remzi M, Memarsadeghi M, et al. Diagnostic accuracy of computed tomography-guided percutaneous biopsy of renal masses. Eur Urol. 2008; 53: 1003-1.
19) Cook JA, Oliver K, Mueller RF, et al. A cross sectional study of renal involvement in tuberous sclerosis. J Med Genet. 1996; 33: 480-4.
20) Rakowski SK, Winterkorn EB, Paul E, et al. Renal manifestations of tuberous sclerosis complex: Incidence, prognosis, and predictive factors. Kidney Int. 2006; 70: 1777-82.
21) Bergmann C, Guay-Woodford LM, Harris PC, et al. Polycystic kidney disease. Nat Rev Dis Primers. 2018; 4: 50.
22) Grantham JJ, Chapman AB, Torres VE. Volume progression in autosomal dominant polycystic kidney disease: the major factor determining clinical outcomes. Clin J Am Soc Nephrol. 2006; 1: 148-57.
23) Oesterling JE, Fishman EK, Goldman SM, Marshall FF. The management of renal angiomyolipoma. J Urol. 1986; 135: 1121-4.
24) Bhatt JR, Richard PO, Kim NS, et al. Natural history of renal angiomyolipoma (AML): most patients with large AMLs > 4cm can be offered active surveillance as an initial management strategy. Eur Urol. 2016; 70: 85-90.
25) Fernández-Pello S, Hora M, Kuusk T, et al. Management of sporadic renal angiomyolipomas: A systematic review of available evidence to guide recommendations from the european association of urology renal cell carcinoma guidelines panel. Eur Urol Oncol. 2020; 3: 57-72.

2章 ▶ 疾患各論

7 ▶ 尿路上皮癌
── 丁寧な診療と慎重な選択を

奈良県立医科大学 泌尿器科学教室 准教授　三宅牧人
奈良県立医科大学 泌尿器科学教室 助教　西村伸隆
奈良県立医科大学 泌尿器科学教室 教授　藤本清秀

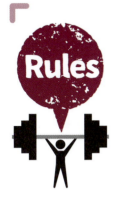

Rules

1 ▶ TURBT（経尿道的膀胱腫瘍切除術）はすべてのはじまり．腫瘍の広がり・浸潤を意識した切除を

2 ▶ 膀胱癌に対する TURBT 後の尿道狭窄を生じさせない

3 ▶ 筋層非浸潤性膀胱癌（NMIBC）の TURBT 後治療は的確に

4 ▶ 筋層浸潤性膀胱癌（MIBC）の治療選択では症例背景を見極める

5 ▶ 上部尿路癌に対しては腎温存療法も選択肢のひとつ

6 ▶ プラチナ系抗がん薬の投与を念頭に，治療前後の腎機能変化に留意する

7 ▶ 免疫チェックポイント阻害薬使用中の免疫関連有害事象を疑う目を養う

8 ▶ エンホルツマブ・ベドチンの皮膚障害管理，減量・中止のタイミングを見誤らない

 Rule 1 TURBT はすべてのはじまり，腫瘍の広がり・浸潤を意識した切除を

　TURBT（経尿道的膀胱腫瘍切除術）は，膀胱癌の診断および治療のためにまずはじめに行う術式であり，若手泌尿器科医の内視鏡手術の登竜門である．筋層非浸潤性膀胱癌の場合は，もちろん視認しうる腫瘍の完全切除が求められる．そして，がんの病理学的診断のために適切な切除深度を設定する必要があり，真に適切な

TURBT を施行できる若手泌尿器科医は少ないのではないだろうか．

　質の高い TURBT を行うには適切な手順が存在する．内視鏡挿入時，盲目的操作を行うのではなく，特に男性の場合は直視下に膜様部尿道から前立腺部尿道までを観察し，腫瘍がないかを観察する必要がある．そこから膀胱内の観察を行うが，ここで見落としのないように注意深く観察する．外来で一度は膀胱内視鏡を施行しているであろうが，その所見だけを盲目的に信用せず，麻酔下に時間をかけて念入りに観察することで，腫瘍を見落とさないように意識する．特に前壁や膀胱頸部の微小な腫瘍は見落としやすいため，場合によって 70° や 120° のスコープ，軟性膀胱鏡も使用する．まずは丁寧に切除範囲のマーキングを行う．複数個の腫瘍が密集する場合には，個々の腫瘍をそれぞれ切除するのではなく，その腫瘍の密集する領域を

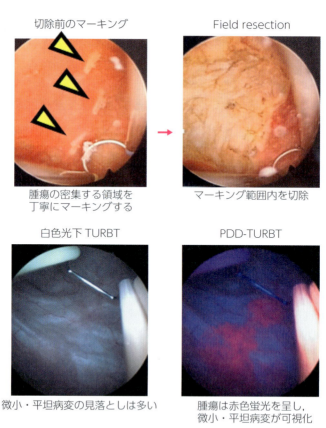

[図1] 質の高い TURBT のための手順

広く切除するのがよい．腫瘍のある領域を一周取り囲むようにマーキングを追加する［図1上］．腫瘍辺縁には視認できない病変が存在するため，ループ電極3つ分はマージンを付けることが望ましい．その後，マーキングした領域を正常マージンから順番に切除していく．膀胱壁が過進展した状態では穿孔リスクが上がり，逆に膀胱が縮みすぎていると雛壁が生じるため切除しにくくなる．膀胱内の灌流液量をこまめに調節することや腫瘍部位に応じて電極の形状・角度を変えることも考慮して切除することが必要である．近年では，アミノレブリン酸塩酸塩内服による光力学診断（photodynamic diagnosis：PDD）は平坦型腫瘍や微小腫瘍の検出感度を上げるための有用なオプションである［図1下］．

　TURBTは比較的低侵襲で若手泌尿器科医がまず習得すべき手術の1つであるが，慣れてくると一連の手技がおろそかになりがちである．「膀胱腫瘍を見たら多発していると思え」，「過不足のない切除を初回TURBTから常に心掛ける」べきである．

Rule 2　膀胱癌に対するTURBT後の尿道狭窄を生じさせない

　TURBTによる尿道への過剰な刺激および損傷は術後尿道狭窄の要因となる．尿道狭窄を生じた場合，のちに続く膀胱鏡検査，膀胱内注入療法，再TURといった検査・治療を十分に実施できなくなる．TURBTを受けた症例のうち男性の12～15％，女性の4％に尿道狭窄が生じたことが報告されている[1,2]．以下にTURBT後尿道狭窄を生じた2症例を提示するが，いずれの症例も術後軟性尿道膀胱鏡による経過観察が不可能となった．症例1（病理診断：Ta低異型度）は膜様部尿道がもともと細く，抵抗があるにもかかわらず，無理に26Fr TUR鏡の挿入を試みたことで尿道全周の尿路粘膜剥離が生じてしまった．抵抗がある際には，ブジーなどで無理に拡張せず，コールドナイフによる尿道切開を加えたうえで挿入すべきである．現在，排尿は問題なくできているため，膀胱超音波検査による経過観察で代用している．症例2（病理診断：T1高異型度，上皮内癌併存）では排尿障害を自覚したため，狭窄部切除・尿道端々吻合術（excision and primary anastomosis：EPA）を施行した．このような経過もあり，標準治療であるBCG膀胱注入療法を実施できなかった．尿道は常に愛護的にあつかうこと，粘膜への負担を最小限に留めること，偽尿道をつくらないこと．健全な尿道を保つことは尿路上皮癌診療における最重要条件であることを肝に銘じたい．

74歳　男性

診断：初発膀胱癌

既往歴：尿路結石症

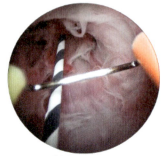

26 Fr TUR 鏡挿入時
膜様部尿道全周性に粘膜剥離を生じた

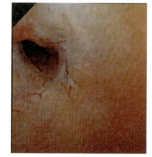

TURBT 後 6 カ月経過
膜様部尿道にリング状の狭窄を認めた

[図 2] 膜様部尿道損傷からの尿道狭窄

71歳　男性

診断：初発膀胱癌

既往歴：潰瘍性大腸炎

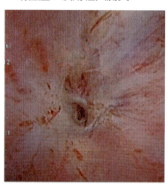

TURBT 後前部尿道に狭窄

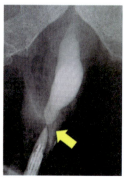

前部尿道に狭窄

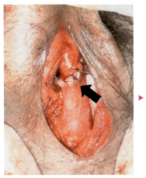
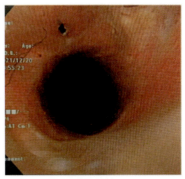

狭窄部切除・尿道端々吻合術　　術後3カ月 尿道膀胱鏡
　　　　　　　　　　　　　　　狭窄の解除を確認

[図3] 前部尿道狭窄に対する開放手術

筋層非浸潤性膀胱癌（NMIBC）のTURBT後治療は的確に

　筋層非浸潤性膀胱癌（NMIBC）は，臨床病理学的情報に基づいてリスク分類が行われる［表1］．TURBT後の再発および進展リスクを下げるために，セカンドTURの実施，抗がん剤・BCG膀胱内注入療法をリスク分類によって導入する必要がある．基本的にガイドラインに基づいて後治療は決定するのがよいが，ただ漫然とガイドライン通りに治療を開始すると思わぬ問題に直面することもあろう．

　初回TURBTにてT1 high-grade腫瘍と診断された場合，セカンドTURを考慮することが推奨されているが，全ての症例に行う必要はなく，むしろ侵襲やリスクがベネフィットを上回る症例も存在する．初回TURBTにおいて単発有茎性腫瘍に対して広範囲にかつ深部筋層まで十分な切除を行ったのであれば，セカンドTURにおいて腫瘍の残存を経験することはほとんどない．逆に，初回手術で固有筋層が採取されていない場合や広範囲なhigh-grade腫瘍，上皮内癌があった場合などはセカンドTURの実施を考慮すべきである．明確な基準を設けることは難しいが，著者らは腫瘍の形状を重要視している．裾野が広い広基性腫瘍やそれに付随してビロード状腫瘍が広がっているような状態であれば，セカンドTURを薦める根拠になる．初回TURBTで深部筋層まで切除した後にセカンドTURを行う際は特に慎重に手術操作をしなければならない．初回TURBTから1カ月ほど経過しているのであれば，通常であれば切除面の上皮化はかなり進んでいるであろう．しかしその部分の膀胱壁は非常に薄くなっていることが予想され，簡単に穿孔してしまう．

[表1] **NMIBCのリスク分類と推奨治療**

	推奨治療
・低リスク（Low risk）群 単発・初発・腫瘍長径3cm未満．Ta・LG・併発CISなしをすべてを満たすもの	抗がん剤膀注 術後単回
・中リスク（Intermediate risk）群 低リスク高リスク以外 （ただし，多発・再発・腫瘍径3cm以上のTa・low gradeはEAU 2019ガイドラインでは高リスク）	抗がん剤膀注 維持 または BCG膀注 導入＋維持
・高リスク（High risk）群 T1・high grade・CIS（併発CISも含む）のいずれかを含むもの	BCG膀注 導入＋維持
◇超高リスク（Highest risk）群　高リスク群のうち，以下に該当するもの Ⅰ．T1・high gradeであり，次の因子のいずれかを有するもの 　①膀胱CISまたは前立腺部尿道CISの併発 　②多発または再発または腫瘍長径3cm以上 　③Variant-histologyまたは脈管侵襲（LVI） Ⅱ．BCG unresponsive NMIBC/CIS	BCG膀注 導入＋維持 または 即時膀胱全摘を考慮

（日本泌尿器科学会，編．膀胱癌診療ガイドライン2019年版[増補版]．2023；医学図書出版．2023. p.32を参考に作成）

TURBT中は灌流液の注水をこまめに調整し膀胱を過伸展しないように操作したい．

　低リスクNMIBCに対してはTURBT後24時間以内の抗がん剤単回注入療法を行うことが推奨される．抗がん剤注入時間は約30〜60程度である．その間尿道カテーテルをクランプする必要があり，TURBT時に穿孔やそれに近い状態（near perforation）を生じた場合には抗がん剤の膀胱外溢流による副作用を避けるため，抗がん剤膀胱内注入は行うべきではない．中リスク以上のNMIBCに対しては，BCG導入療法およびそれに続く維持療法を行うことが推奨される．導入療法は6回，さらに維持療法を最大3年まで実施するが，中リスクNMIBCでは1年の維持療法でもよいとする報告もある[3]．一方で排尿痛や頻尿などの有害事象はほぼ必発である．また活動性の尿路感染症や肉眼的血尿を認める場合には，BCGは可能な限り延期または中止し，その治療にあたるべきである．BCG投与中は毎回投与前に検尿を行うことがあるが，適宜血液検査も行うべきである．自覚症状以上に，炎症反応の上昇が顕著に認められる場合にもBCGの投与は中止するべきである．また，関節炎および結膜炎が発生した場合にはReiter症候群を疑う．基本的に自覚症状が軽微な場合には非ステロイド性抗炎症薬のみで軽快する場合が多いが，持続する発熱や強い関節痛を認める場合にはステロイド投与を速やかに行う．症例にもよるが，Reiter症候群を疑う場合には，著者らはプレドニゾロン40〜50mgから投与を開始

し，1〜2週間隔でテーパリングを行う[4]．

　以上のように，ガイドラインに則って適応を決定することはもちろん大事であるが，「個々の症例ごとに至適治療は存在する」，その治療は本当に必要なのかを常に考えなければならない．

Rule 4　筋層浸潤性膀胱癌（MIBC）の治療選択では症例背景を見極める

　遠隔転移のないMIBCの標準治療は尿路変向を伴う膀胱全摘除術であるが，ただでさえ高齢者が多いMIBC症例において膀胱全摘除術が不適格の場合は少なくない．80歳以上の高齢患者やフレイル患者に対しては相対的に手術侵襲が大き過ぎる．これらのような症例に対してはどのような治療が適しているのであろうか．

　全身状態良好で重度の呼吸器および心疾患などの合併症がない場合は，膀胱全摘除術をまず検討するべきである．ロボット支援下手術は開腹手術と比較して，出血量や周術期合併症の減少および入院期間の短縮に寄与するとされており，本邦でも多くの施設で導入されている[5]．最近では開腹手術が優先されることは少なくなってきたが，複数回の腹部手術歴があるような症例にはポートの造設が困難となり，開腹手術が優先される場合もある．高齢で重度の呼吸器および心疾患を有し，パフォーマンスステータスの悪い症例に対しては，膀胱全摘除術による周術期死亡率が増加すると報告されている[6]．実際にはそのような患者に対して膀胱全摘除術が施行されることは少なく他の，モダリティを使用した膀胱温存治療を検討しなければならない．

　MIBCに対する膀胱温存治療として，十分なTURBT（マキシマルTURBT）を施行した後に化学療法や放射線照射を追加するtrimodality治療が一般的である．各施設によりプロトコールは異なるが，シスプラチンをベースとした化学療法や低用量ゲムシタビンに放射線外照射を組み合わせることが多い．一般的に腫瘍深達度，悪性度，腫瘍径，腫瘍数，上皮内がんの有無および水腎症の有無が治療成績において重要な因子であり，深達度T3a以下の限局癌（できればT2以下），腫瘍径3cm以下，そして上皮内癌や水腎症のない症例が望ましいとされている．米国放射線腫瘍グループによる多施設共同前向き試験の結果では，全生存期間ならびに疾患特異的生存期間ともに即時膀胱全摘と比べて劣らないという結果であった[7]．しかし，その有害事象は多彩である．症例3,4は当科において低用量ゲムシタビン＋放射線治療を施行し，その後の有害事象に苦慮した症例である．がん自体は根治できたものの膀胱機能の廃絶や，重症尿路感染症を繰り返すような場合は救済膀胱全摘除術を

余儀なくされることもある．膀胱温存治療は膀胱全摘除術と比較して侵襲は少ないとされるものの，治療前は丁寧なインフォームドコンセントを取り，治療後には丹念なフォローアップを怠ってはならない．

62歳　男性
診断：左後三角部腫瘍
治療：ゲムシタビン＋放射線併用療法
治療方針：膀胱全摘

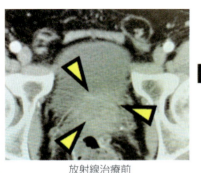

放射線治療前

放射線療法開始より4カ月後
膀胱壁への debris 付着による難治性
膀胱炎　⇒　膀胱萎縮

[図4] 膀胱温存治療後の難治性膀胱炎

79歳　男性
診断：左壁〜左尿管口腫瘍
治療：ゲムシタビン＋放射線併用療法
治療方針：経尿道的左尿管口切開術

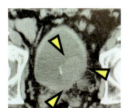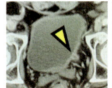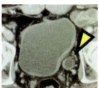

放射線治療前

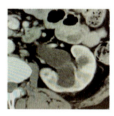

放射線療法開始より9カ月
左尿管膀胱部の著明な狭窄
による水尿管および水腎症

[図5] 膀胱温存治療後
尿管膀胱移行部狭窄

 上部尿路癌に対しては腎温存療法も選択肢のひとつ

　上部尿路癌の標準治療は腎尿管全摘除術である．ただし，腎機能が低下している症例や臓器摘出を伴う高侵襲治療に対する忍容性が乏しい症例では，腎温存治療も検討されるべきである．2020年以降は，海外でも腎温存治療の重要性が注目されてきており，各種ガイドラインにも広く取り上げられるようになってきた．ヨーロッパ泌尿器科学会2023年上部尿路癌ガイドラインにおける腎温存治療に関する推奨文として，以下①〜③の記載がある[8]．

① 低リスク腫瘍に対しては初期治療として腎温存治療が推奨される（強い推奨）
② 下部尿管に限局する高リスク腫瘍に対しては尿管部分切除術が推奨される（弱い推奨）
③ 単腎や腎不全症例に対しては，腎温存治療が推奨される．ただし，患者とよく相談した上での個々の状況に応じた決定であるべき（強い推奨）

　上部尿路癌に対する腎温存治療として一般的に実施されている手法は尿路内視鏡下（経尿道的または経皮的）腫瘍焼灼術や尿管部分切除術であるが，両者の侵襲性を考えると前者が選択される場合が多い．リスク別あるいは部位別に治療法を検討する必要があり，同ガイドラインでは外科的介入アルゴリズムを提示している［図6］．多発性，腫瘍サイズ，生検病理所見，細胞診所見，画像所見などの複数の因子によってリスク分類されるが，一因子でも誤れば治療方針が異なることから各因子を慎重に吟味すべきであろう．

　次頁以降に症例5，6として腎温存治療を実施した2症例を提示する．

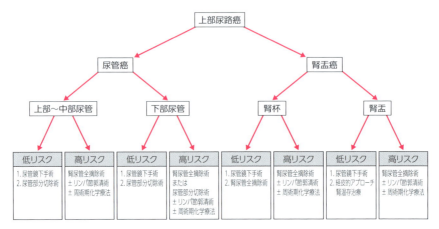

[図6] 上部尿路癌 リスク別 部位別 外科的介入
(Rouprêt M, et al. Eur Urol. 2023; 84: 49-64[8])

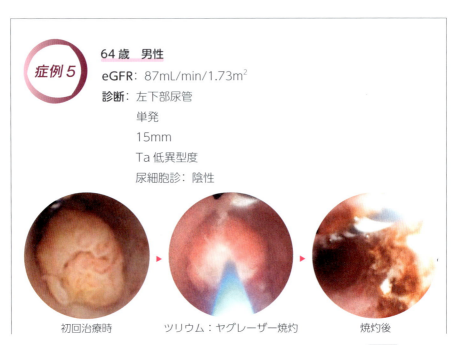

7. 尿路上皮癌

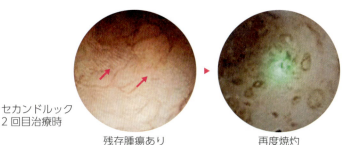

セカンドルック
2回目治療時　　　　残存腫瘍あり　　　　再度焼灼

[図7] 低リスク尿管癌に対する尿路内視鏡下レーザー焼灼術

　症例5は，eGFR 87mL/分/1.73m^2，PS 0 の低リスク尿管癌症例であり，尿路内視鏡的レーザー焼灼術を選択した．初回手術で完全焼灼を確認したが，セカンドルック尿管鏡検査において，同部位に多発小径腫瘍が残存・再発していた．再度焼灼術を実施し，さらにその後の経過観察中に膀胱内に多発腫瘍再発を認めた．TURBTを実施すると同時に尿管鏡検査も実施したが，このとき上部尿路内腫瘍は認めなかった．尿路内視鏡的レーザー焼灼術では，膀胱鏡，尿管鏡，CT-U などによる集学的経過観察を綿密に実施することを患者に十分説明しておき，再発を繰り返す場合や進展が疑わしい場合は，救済腎尿管全摘術を要することもあわせて理解を得ることが必須である．

　症例6は eGFR 44mL/分/1.73m^2，PS 0 の高リスク尿管癌症例である．腎機能が十分ではないことから，腎温存治療の相対的適応であると判断し尿管部分切除術を選択した．高異型度 T1 膀胱癌に対する BCG 膀胱注入療法の既往があり，膀胱および尿管周囲の剥離に難渋したものの，psoas-hitch 法による尿管膀胱新吻合術を実施した．上部尿路癌の腎温存治療を選択する際には，腫瘍因子，患者因子，医療者因子（手術デバイスおよびスキルなど）はもちろん，治療に伴うリスクを熟考する．

症例6

70歳　男性
eGFR：44mL/min/1.73m^2
診断：左下部尿管
　　　　多発
　　　　10〜20mm
　　　　T1 高異型度

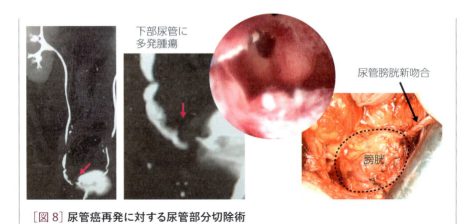

[図8] 尿管癌再発に対する尿管部分切除術

1 STEP UP

腎温存療法では尿路外への癌細胞播種に注意

　上部尿路癌の腎温存療法は，患者の腎機能保護の観点から考えると有効なオプションである．一方で，実際に治療を行う際には"尿路外への尿流出を最小化する"という意識を持つことが重要である．これは術野の感染制御およびがん細胞の播種性再発を防ぐためである．腎温存療法を実施する際は全ての患者で心がけるべきであるが，特に高異型度尿路上皮癌は播種の危険性が高く，とりわけ注意が必要である[9]．尿管部分切除に際して尿路開放は不可避であり，尿路開放後は尿の飛散を抑制するためにこまめに吸引すること，そして膀胱尿管吻合後に生理食塩水や蒸留水による十分すぎるほどの術野洗浄を行う．また，尿路内視鏡下レーザー焼灼術を行う際にも注意が必要である．尿管壁・腎盂壁・腎杯壁は極めて薄く，脆弱である．不用意な操作，たとえばガイドワイヤー挿入だけでも，容易に壁穿孔しうる．尿路内操作をできるだけ愛護的に行い，絶対に尿路外へがん細胞を播種させないという意識を持つことが肝要である．

Rule 6　プラチナ系抗がん薬の投与を念頭に，治療前後の腎機能変化に留意する

　進行性尿路上皮癌は致死的であり，強度の高い治療を要する．全身抗がん薬治療を要するセッティングとしては，局所進行性尿路上皮癌に対する周術期補助療法および切除不能/転移性尿路上皮癌に対する一次療法である．そのレジメンの変遷を振り返ると，シスプラチン単剤（1976年頃）から始まり，メトトレキサート＋ビンブラスチン＋ドキソルビシン＋シスプラチン併用レジメン（MVAC, 1985年頃），ゲムシタビン＋シスプラチン併用レジメン（GC, 2000年頃），dose dense-MVAC（DD-MVAC, 2001年頃）などが用いられてきた．いずれのレジメンにも含まれているのがキードラッグ，シスプラチンである．その腎毒性ゆえに腎機能低下症例にも投与可能なカルボプラチンが開発されたが，抗腫瘍効果は劣るとされている．

　転移のない高リスク上部尿路癌の標準治療は腎尿管全摘除術であり，摘出側が萎縮腎でもないかぎり，腎摘出後の腎機能低下は免れない．11編の文献のメタアナリシスでは，転移のない高リスク上部尿路癌に対する術前補助化学療法は病理学的ダウンステージングやリンパ脈管侵襲の陰性化などを介して，がん特異的死亡リスクを56％減らすことが示された[10]．一方，上部尿路癌の腎尿管全摘術後補助化学療法の有用性を証明したPOUT試験のサブグループ解析をみてみると，Gカルボ療法よりもGC療法のほうが無病生存期間延長効果は優れていた（無治療群に対するハザード比はそれぞれ0.66 vs 0.35）[11]．上部尿路癌に対する高質な術前補助化学療法を実施するためには，腎機能が低下する前のシスプラチンを十分量投与できる状態を逃すべきではない．症例7は，両側ともに水腎症のない左腎盂癌 cT3N0M0, eGFR 55.0mL/min/1.73m^{2}の症例である．腎尿管全摘術を先行した場合，効果的な術後補助化学療法ができなくなることを想定し，術前補助化学療法を実施したうえで腎尿管全摘除術を施行した．病理組織診断はypT3ypN0であったため，術後補助ニボルマブ療法を導入した．「覆水盆に返らず」，一度摘出した腎臓は二度と戻らない．高リスク上部尿路癌をみたときは，治療前後の腎機能変化に留意し，術後補助療法の効果の最大化を目指した集学的治療戦略を組み立てることを心掛けたい．

症例 7

82 歳　男性，PS 0

診断：左腎盂癌 cT3N0M0（生検にて High grade UC の診断）
腎機能 eGFR 55.0mL/min/1.73m^2

治療：DD-MVAC 4 コースを実施

ロボット支援下腎尿管全摘除術を実施
病理診断 ypT3ypN0 尿路上皮癌
術後腎機能 eGFR 31.0mL/min/1.73m^2
術後補助ニボルマブ療法を導入

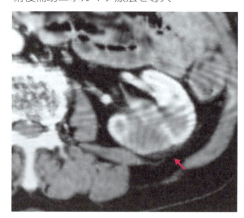

［図 9］術前補助化学療法を実施した腎尿管全摘術

 免疫チェックポイント阻害薬使用中の免疫関連有害事象を疑う目を養う

　今やがん治療に免疫チェックポイント阻害薬は欠かせない．尿路上皮癌に対しては 2024 年 4 月現在，化学療法後のペムブロリズマブ（PD-1 阻害薬）療法，化学療法に続くアベルマブ（PD-L1 阻害薬）維持療法，筋層浸潤癌に対する術後補助ニボルマブ（PD-1 阻害薬）療法の 3 剤が保険適用となっている．免疫チェックポイント阻害薬の作用機序として，癌細胞からの免疫抑制シグナルを阻害することで免疫抑制状態を解除し，疲弊化した T 細胞の再活性化を介して，抗腫瘍効果を高めることが知られている．一方，自己抗原に反応する T 細胞受容体を有する CD8$^+$T 細

胞の活性化，炎症性サイトカインによるT細胞の活性化，CD4$^+$T細胞からB細胞および形質細胞を介した自己抗体産生などの機序による特徴的な免疫関連有害事象（immune-related adverse event：irAEと称する）を発症し得る．irAEは全身の臓器が標的となり，症状は多種多様である［表2］．好発時期としては，投与開始後数日〜3カ月であることが多いが，それ以降の晩期発症も珍しくない．発症頻度が高いものは皮膚障害，甲状腺機能障害，胃腸障害などが挙げられ，致死率が高いものとして，間質性肺疾患，下垂体・副腎皮質機能障害，心筋炎などが知られており注意を要する．従来の殺細胞性抗がん化学剤と比較して，投与を中止した後もirAEは遷延することが多い．ステロイド治療が選択されることが多いが，難治例もしばしば経験する．

　以下の症例8は，免疫チェックポイント阻害薬を4回投与したあとに薬剤性乾癬と診断された症例である．あとで問診をしたところ，2回投与した時点で既に全身に瘙痒感を伴う発赤を自覚していた．免疫チェックポイント阻害薬を中止し，乾癬の外用治療（カルシポトリオール水和物／ベタメタゾンジプロピオン酸エステル配合軟膏）を開始したが，症状緩和には3カ月を要した．irAEは発症時期に幅がある

［表2］**免疫チェックポイント阻害剤による免疫関連有害事象とマネジメント**

標的臓器	免疫関連有害事象（irAE）	主な症状	マネジメント，注意点など
皮膚	皮膚障害	皮疹，発疹，瘙痒，水疱，口内炎，結膜炎，眼脂	ほとんどが軽症であり，保湿やステロイド外用薬により改善することが多いが，まれにStevens-Johnson症候群や中毒性表皮壊死症などの重症例もあり，皮膚や口唇，口腔内の広い範囲に紅斑あるいは水疱・びらんがみられるときには，すみやかに皮膚科専門医へのコンサルトを要する．
肝臓	肝障害・肝炎	倦怠感，黄疸，肝機能異常	血中肝関連酵素（AST，ALT，γ-GTP，ALP，総ビリルビンなど）を定期的に確認し，異常値が出現した場合は肝臓専門医へのコンサルトを推奨する．
腎臓	腎障害	倦怠感，浮腫，乏尿	比較的まれ．早期発見のために，クレアチニン値の異常の伴わない尿蛋白，血尿の出現にも注意が必要である．
骨髄	血球減少症	血球減少，倦怠感，易疲労感，易感染状態，出血傾向	免疫チェックポイント阻害剤中断の上，適時輸血を要することもある．
呼吸器	間質性肺疾患	息切れ，呼吸苦，発熱，低酸素化	投与開始から3カ月前後に発症するものが多い．リスク因子としては，既存の肺疾患（特に間質性肺炎），肺野への放射線照射歴，呼吸器感染症，喫煙歴，高齢者などがある．致死的であり，疑った場合はすみやかに呼吸器科専門医へのコンサルトを要する．

（次頁につづく）

[表2] つづき

標的臓器	免疫関連有害事象（irAE）	主な症状	マネジメント，注意点など
大腸	大腸炎	下痢，血便，嘔気，嘔吐	軽症例が多い反面，消化管穿孔をきたし死亡に至る症例もある．大腸カメラを実施するタイミングを逃さない．ステロイドで効果が出ない場合は，インフリキシマブ（抗TNF-α抗体，保険適応外）が導入されることもある．
膵臓	膵炎	腹痛，発熱	血中膵関連酵素（アミラーゼ，リパーゼなど）を定期的に確認し，異常値が出現した場合は膵臓専門医へのコンサルトを推奨する．
筋肉	筋炎，重症筋無力症，横紋筋融解症	脱力感，呼吸苦，筋肉痛	投与開始から4週間以内に発症することが多く，筋炎と重症筋無力症の両者の特徴を有する臨床像が特徴である．血清クレアチンキナーゼが著明に上昇するのが特徴であり，治療中は検査値を確認すること．一般的な筋炎や重症筋無力症と比較して，急速に症状が進行し重症化することがあり迅速な対応を要する．筋炎関連自己抗体やアセチルコリン受容体抗体がしばしば陰性であり，代わりに横紋筋抗体が検出されることが多い．
神経障害	末梢神経障害，Guillain-Barré症候群等	感覚障害，運動障害，しびれ	多くの症例は感覚神経障害であり，免疫チェックポイント阻害薬は継続可能であることが多い．頻度は低いが四肢・体幹の運動障害や嚥下困難，呼吸困難を呈するGuillain-Barré症候群や慢性脱髄性多発神経根炎が発症することもあり，筋電図検査や髄液検査が要する．
中枢神経	脳炎，髄膜炎	嘔吐，発熱，精神状態の変化	自己免疫性脳炎は投与開始から8週間以内に発症することが多く，急性もしくは亜急性に発症，頭痛・発熱・意識変容・失見当識・傾眠・歩行失調・振戦・痙攣・幻覚など多彩な臨床像を呈する．海馬や側頭葉を病変の首座とした辺縁系脳炎が代表的な病型であるが，典型的な経過をとらないことも少なくない．無菌性髄膜炎はこれまでの薬剤性無菌性髄膜炎と比べて症状は重篤である．
代謝・内分泌	1型糖尿病	口渇，多飲，多尿，倦怠感	劇症1型糖尿病を含めた1型糖尿病の発症は頻度は低く，投与後数週間から1年後まで発症し得る．発症様式が急速なものから緩徐なものまで多岐にわたる．特に，劇症1型糖尿病は発症直後直ちに治療を開始しなければ致死的である．血糖値だけでなく，尿中ケトンやHbA1cの定期的なチェックを忘れないこと．
代謝・内分泌	甲状腺機能障害（亢進症，低下症）	倦怠感，易疲労感，嘔吐，食思不振，むくみ，動悸	高い頻度で認められるirAE．破壊性甲状腺炎に伴って甲状腺中毒症を経由して甲状腺機能低下症に移行するときもあれば，初めから機能低下症を呈することもある．血中TSH，FT3，FT4に目を光らせておく．
代謝・内分泌	下垂体・副腎皮質機能障害	倦怠感，易疲労感，嘔吐，食思不振，電解質異常，低血圧	副腎から分泌される糖質コルチコイドが不足することで体の恒常性がとれなくなり，時に致死的である．緊急入院管理としステロイド補充を原則とする．血中コルチゾール，ACTHのチェックを怠らない．

こと，症状が多彩であること，初期症状が非特異的であることを念頭におき，「irAEを疑う目」を養うことが肝要だ．

82歳　女性，PS 0
診断：鼠径リンパ節転移
　　　免疫チェックポイント阻害薬による薬剤性乾癬と診断

脛
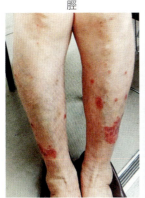

左ふくらはぎ
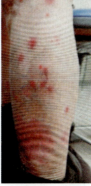

→
3カ月経過

左ふくらはぎ
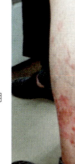

前腕
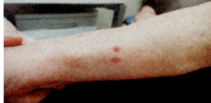

[図10] 薬剤性乾癬への外用治療

 エンホルツマブ・ベドチンの皮膚障害管理，減量・中止のタイミングを見誤らない

　日本の膀胱癌診療ガイドラインでは，切除不能/転移性尿路上皮癌に対して一次化学療法，免疫チェックポイント阻害薬の治療後は抗体薬物複合体であるエンホルツマブ・ベドチン（EV）の使用が推奨されている．尿路上皮癌細胞表面に発現しているネクチン4に対する抗体に微小管重合阻害剤であるモノメチルアウリスタチン

Eが結合されている．ネクチン4を発現している尿路上皮癌細胞に選択的に取り込まれ，強い抗腫瘍効果を発揮する一方，ネクチン4を発現している他の正常臓器細胞にも障害を及ぼし，特異的な有害事象を引き起こす．国際共同第3相EV-301試験では注目すべき有害事象として，皮膚障害，末梢神経障害，角膜障害・ドライアイ，霧視，インフュージョンリアクション，高血糖などを挙げている．中でも最も頻度が高く，留意すべき有害事象は皮膚障害であり，EV投与群の約半数が経験し，グレード3以上は約15％に認めている．

皮膚障害の種類は，斑状丘疹状皮疹に始まり，多形紅斑，水疱性皮膚炎，色素沈着，皮膚乾燥，対称性薬剤性間擦性および屈側部発疹，脱毛症と非常に多彩である．

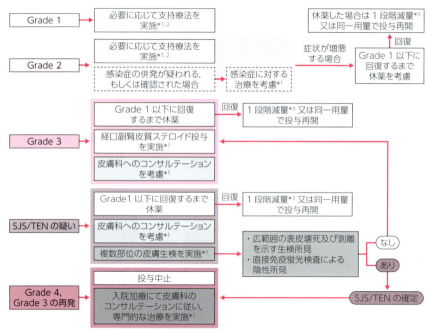

[図11] 皮膚障害の重症度別の推奨事項
(Lacouture ME, et al. Oncologist. 2022; 27: e223-32[12])

7. 尿路上皮癌

有害事象	Grade 1	Grade 2	Grade 3	Grade 4	Grade 5	定義
斑状丘疹状皮疹	症状（例：そう痒，熱感，ひきつれ）の有無は問わない，体表面積の＜10％を占める斑状疹／丘疹	症状（例：そう痒，熱感，ひきつれ）の有無は問わない，体表面積の10～30％を占める斑状疹／丘疹；身の回り以外の日常生活動作の制限	症状の有無は問わない，体表面積の＞30％を占める斑状疹／丘疹；身の回りの日常生活動作の制限	—	—	斑状疹（平坦な）および丘疹（隆起した）がある。麻疹状の発疹としても知られている。最もよくみられる皮膚の有害事象で，体幹上部に求心的に広がり，そう痒を伴う
多形紅斑	虹彩様皮疹が体表面積の＜10％を占め，皮膚の圧痛を伴わない	虹彩様皮疹が体表面積の10～30％を占め，皮膚の圧痛を伴う	虹彩様皮疹が体表面積の＞30％を占め，口腔内や陰部のびらんを伴う	虹彩様皮疹が体表面積の＞30％を占め，水分バランスの異常または電解質異常を伴う；ICUや熱傷治療ユニットでの処置を要する	死亡	中心部は暗赤色で同心円状に辺縁は鮮紅色を呈する矢の的のような斑状病変
水疱性皮膚炎	症状がない；体表面積の＜10％を占める水疱	体表面積の10～30％を占める水疱；痛みを伴う水疱；身の回り以外の日常生活動作の制限	体表面積の＞30％を占める水疱；身の回りの日常生活動作の制限	体表面積の＞30％を占める水疱；水分バランス異常または電解質異常を伴う；ICUや熱傷治療ユニットでの処置を要する	死亡	水疱，びらんを伴う皮膚の炎症
そう痒症	軽度または限局性；局所治療を要する	激しいまたは広範囲；間欠性；掻破による皮膚の変化（例：浮腫；丘疹形成，擦過，苔癬化，滲出／痂皮）；内服治療を要する；身の回り以外の日常生活動作の制限	激しいまたは広範囲；常時；身の回りの日常生活動作や睡眠の制限；経口副腎皮質ステロイドまたは免疫抑制療法を要する	—	—	強いそう痒感

グレード分類判断基準
◎皮疹面積
◎経口ステロイド使用

皮膚面積の算出方法

9の法則

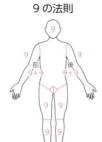

手掌法

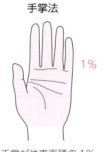

手掌が体表面積の1％

[図12] 皮膚障害の グレード分類（CTCAE ver 4）
(有害事象共通用語基準 v5.0 日本語訳 JCOG版. 2022 を参考に作成)

さらには，スティーブンス・ジョンソン症候群や中毒死表皮壊死症といった重症例が国内でも報告されている．このような背景から皮膚障害重症度別（グレード1～4）の推奨事項が作成されている［図11］[12]．グレード3は勿論，グレード2においても症状が増悪傾向であれば，休薬の上グレード1まで回復したのちに1段階減量することが記載されている．グレード2の皮膚障害が発現しているにもかかわらず，EV投与継続することでさらに重症化するリスクがあることを知っておく．ここで問題となるのが皮膚障害のグレード分類だが，原則としては皮疹面積と経口ステロイド投薬の有無で判断する［図12］．全体表面積の10%未満であればグレード1，10～30%ならグレード2，30%を超えるとグレード3となる．その時に役立つのは，熱傷面積の概算をするときに使用される「9の法則」や「手掌法」であり，外来で瞬時に皮疹面積を概算することができる．重要なことは，EV投与中に皮膚障害を認めた場合，グレード分類に準じて，躊躇なく中止・減量を決断することである．

皮膚障害の発現時期中央値はEV開始後12.8日，回復までの期間中央値は21.7日と報告されている．すなわち，大半の症例ではEV1コース目の2回目の投与が終わってから数日して発現している．そして適切に対処すれば3週間程度で改善していることになる．

以下の症例9は，EV 1.25mg/kgで開始し，Day 1，Day 8の投与を行い，Day 15受診時には体幹・四肢に強い瘙痒感を伴う広範囲（30%を超える）の斑状丘疹状皮疹を認めた．グレード3の皮膚障害と判断したため，Day 15の投与は中止し，ステロイド内服と外用を開始した．1週間後には著明に改善し，2コース目以降は一段階減量の1.0mg/kgで再開し，投与を継続した．

一般的にがん化学療法においては高い相対用量強度(Relative Dose Intensity：RDIと称す)を保つことが重要と考えられている．本邦で実施された第1相試験で1.25mg/kg（8例）と1.0mg/kg（9例）で抗腫瘍効果が比較されているが，後者は前者と比較して劣っていなかった[13]．また，進行性尿路上皮癌を対象とした実臨床データにおいても，RDIが80%以下，81～90%，90%以上の3群でEV開始からの全生存期間を比較しているが，明らかな群間差はなかった[14]．こういったエビデンスからも，EV治療においては必ずしもRDI 100%を追求するのではなく，症例ごとの適正量を見極めることが重要と考えてよい．「皮膚障害を制する者はEVを制する」，躊躇なく中止・減量することでEVのリスクを最小化，ベネフィットの最大化を目指すことができる．

7. 尿路上皮癌

症例 9

78 歳　男性，PS 0

診断：多発肺転移

治療：EV 1.25mg/kg 開始

1 コース目 day 15

体幹（前胸部・上背部）

四肢（上腕・前腕・大腿内側）

30％以上の斑状丘疹状皮疹

瘙痒感＋＋＋

皮膚障害 グレード 3

パドセブ®day 15 スキップ

プレドニン®2mg/ 日 開始

ビラスチン 20mg/ 日

副腎皮質ホルモン剤 局所塗布

1 週間後 改善

色素沈着 / 皮膚乾燥 / 搔痒感は残存

⇒ 2 コース以降はパドセブ® 1.0mg/kg 再開

プレドニン®は漸減

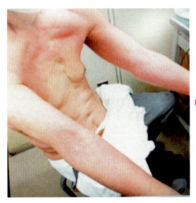 ▶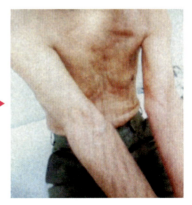

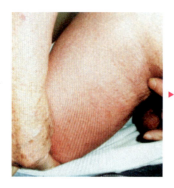 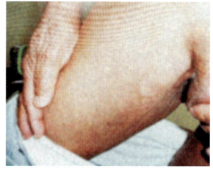

3コース目開始時点

[図13] 斑状丘疹状皮疹とステロイド使用

■ 文献

1) Garza-Montúfar ME, Cobos-Aguilar H, Treviño-Baez JD, et al. Factors associated with urethral and bladder neck stricture after transurethral resection of the prostate. J Endourol. 2021; 35: 1400-4.
2) Nielsen KT, Christensen MM, Olesen S. Urethral strictures after transurethral bladder tumor resection. Scand J Urol Nephrol. 1989; 23: 81-3.
3) Oddens J, Brausi M, Sylvester R, et al. Final results of an EORTC-GU cancers group randomized study of maintenance bacillus Calmette-Guérin in intermediate- and high-risk Ta, T1 papillary carcinoma of the urinary bladder: One-third dose versus full dose and 1 year versus 3 years of maintenance. Eur Urol. 2013; 63: 462-72.
4) Sieper J, Poddubnyy D. New evidence on the management of spondyloarthritis. Nat Rev Rheumatol. 2016; 12: 282-95.
5) Nix J, Smith A, Kurpad R, et al. Prospective randomized controlled trial of robotic versus open radical cystectomy for bladder cancer: Perioperative and pathologic results. Eur Urol. 2010; 57: 196-201.
6) Fonteyne V, Ost P, Bellmunt J, et al. Curative treatment for muscle invasive bladder cancer in elderly patients: A systematic review. Eur Urol. 2018; 73: 40-50.
7) Mak RH, Hunt D, Shipley WU, et al. Long-term outcomes in patients with muscle-invasive bladder cancer after selective bladder-preserving combined-modality therapy: A pooled analysis of Radiation Therapy Oncology Group protocols 8802, 8903, 9506, 9706, 9906, 0233. J Clin Oncol. 2014; 32: 3801-9.
8) Rouprêt M, Seisen T, Birtle AJ, et al. European Association of Urology guidelines on upper urinary tract urothelial carcinoma: 2023 Update. Eur Urol. 2023; 84: 49-64.
9) Micali S, Celia A, Bove P, et al. Tumor seeding in urological laparoscopy: an international survey. J Urol. 2004; 171: 2151-4.
10) Oswald D, Pallauf M, Deininger S, et al. Neoadjuvant chemotherapy before nephroureterectomy in high-risk upper tract urothelial cancer: A systematic review and me-

ta-analysis. Cancers (Basel). 2022; 14: 4841.
11) Birtle A, Johnson M, Chester J, et al. Adjuvant chemotherapy in upper tract urothelial carcinoma (the POUT trial): A phase 3, open-label, randomised controlled trial. Lancet. 2020; 395: 1268-77.
12) Lacouture ME, Patel AB, Rosenberg JE, et al. Management of dermatologic events associated with the Nectin-4-directed antibody-drug conjugate enfortumab vedotin. Oncologist. 2022; 27: e223-32.
13) Takahashi S, Uemura M, Kimura T, et al. A phase I study of enfortumab vedotin in Japanese patients with locally advanced or metastatic urothelial carcinoma. Invest New Drugs. 2020; 38: 1056-66.
14) Miyake M, Nishimura N, Oda Y, et al. Nara Urological Research and Treatment Group. Enfortumab vedotin following platinum-based chemotherapy and immune checkpoint inhibitors for advanced urothelial carcinoma: response, survival and safety analysis from a multicentre real-world Japanese cohort. Jpn J Clin Oncol. 2023: hyad170.

2章 疾患各論

8 前立腺癌
──診断から治療までオーダーメイド医療を！

名古屋大学大学院医学系研究科 泌尿器科学教室 教授　赤松秀輔

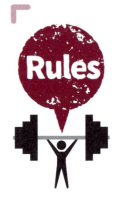

1. PSA検査や前立腺生検が必要な患者を見極める
2. 限局がんにおける治療のベネフィットは何か？を考えて治療推奨をする
3. 局所進行前立腺癌に対する根治的治療はその方法で勝てるか？　を考える
4. 救済ホルモン治療は必要最小限がコツ
5. 骨盤内リンパ節転移までなら根治を目指す
6. 非転移性去勢抵抗性前立腺癌では画像検査が肝（キモ）
7. 転移性去勢感受性前立腺癌（mCSPC）の初期治療も個別化が必要
8. 化学療法導入の時期を逃さない
9. ゲノム検査のタイミングの個別化
10. ケモフィットでなくてもPARP阻害薬や免疫チェックポイント阻害薬は使える

Rule 1　PSA検査や前立腺生検が必要な患者を見極める

　長年，PSA検診については賛否両論がある．これはいわゆるグレーゾーンでの前立腺生検のがん検出率が20〜30％程度に過ぎず不要な前立腺生検が多いこと，急性前立腺炎や敗血症などの重篤な合併症のリスクがあること，そして臨床的に重要ではない前立腺癌を過剰に診断し，さらにそれらに対して手術や放射線治療などの過剰な治療を施す可能性があることが主な原因である．本邦では全男性人口におけるPSA検診の曝露率は依然低いという問題がある一方で，しばしば80歳以上の超高齢者に対してもPSA検診や前立腺生検が行われてアンドロゲン除去療法（ADT）な

どの治療が施されている．

　PSA 上昇の原因としては前立腺癌の他にも前立腺肥大症や炎症に伴うものがある．このため，検診で高値を指摘された場合でも必ず検尿と共に再検査を行う．また，PSA 単独の特異度は低いが，PSA 値を前立腺体積で除した PSA density を算出することで特異度を上げることができる．私は PSA グレーゾーンで紹介を受けた際，まずは PSA を再検し，異常値が確認された場合，過去の PSA 値と比較する．もし経時的に上昇している場合は MRI/超音波融合生検の適応を評価するために前立腺 MRI を撮像する．一方，過去の PSA 値が不明な場合は直腸診で積極的に前立腺癌を疑う領域がなければ 3 カ月後に PSA 値を再検する．その時点で PSA 値が正常値に低下していなければ MRI を撮像する．ただし，大きな前立腺肥大症があり PSAD 0.15 未満の場合は PSA 値が 3 カ月間で上昇していなければ PSA が基準値を超えていても PSA によるフォローを継続する．直腸診で前立腺癌を疑う症例は PSA 値に関わらず MRI を撮像する．PSA の基準値については 60 歳未満の患者や前立腺癌の強い家族歴がある患者では 3ng/mL，一方，80 歳代の患者では 7ng/mL をおよその基準と考えている．また，近年では prostate health index（PHI）や S2, 3% PSA などの新たな検査指標の有用性も報告されており，今後は使用を考えている．

　日常診療では MRI で前立腺癌を疑われて紹介されることもある．この場合，PI-RADS 4 以上の所見があれば PSA 値に関わらず生検を行っている．一方，PI-RADS 3 以下の場合は PSA と併せて生検の適応について判断しており，MRI 所見のみでは生検の適応としない．生検方法については PI-RADS 3 以上の所見がある場合は積極的に MRI/超音波融合生検を実施している．当院では MRI/超音波融合生検は経会陰的に，それ以外の生検は経直腸的に行っているが，糖尿病のコントロール不良などの免疫抑制状態や抗血小板剤の休薬のできない症例では経会陰のテンプレート生検を考慮する．

　80 歳以上の高齢者については私自身は直腸診で癌の疑いのない患者では PSA 測定は行わない．もし患者を紹介された場合は前述の通り，PSA のカットオフを 7ng/mL 程度とし，さらに単回の PSA 値だけでなく PSA の上昇速度も加味して生検適応を決める．年間 0.5ng/mL 未満の緩やかな上昇であれば生検は行わずに経過観察している．NCCN のガイドラインでは期待余命が 10 年未満の中間リスク以下の前立腺癌は経過観察が勧められており，高リスク前立腺癌だけを限局がんの間に検出できれば十分と考えている．また，85 歳以上の高齢者については前立腺生検は行わず PSA フォローと適宜 CT 検査を行い，転移出現もしくは PSA 50ng/mL 以上となった時点で全身状態次第でホルモン治療を考慮している．

限局がんにおける治療のベネフィットは何か？ を考えて治療推奨をする

　欧米では一時期，The U.S. Preventive Services Task Force（USPSTF）がPSA検診に対して否定的な見解を示していた中で泌尿器科医が活路を見出したのが監視療法である．すなわち，PSAスクリーニングによる過剰診断のリスクはあっても根治的治療が不要な患者に対して過剰治療を行わないということでバランスを取ろうとしたと言える．ロボット支援下手術やIMRT，IGRT，VMATなど，手術，放射線治療ともに近年の進歩は目覚ましいが，いずれも特有の後遺症があり患者のQOLに少なからず影響することは否めない．監視療法は適切な症例で行えばがん特異的死亡率は極めて低く安全でかつ，後遺症は全く残らない．しかし，監視療法の対象となる患者が監視療法を選択するかどうかは主治医の説明によるところが大きい．自身の手術症例で超低リスクや低リスク前立腺癌の患者が多い医師は今一度，監視療法について勉強し患者への説明の仕方について見直すことをお勧めする．同時に，監視療法を行う場合は単なる経過観察（watchful waiting）との違いを理解し，治療介入が遅れないようきっちりと監視する必要がある．ヒポクラテスの誓いにある「Do No Harm」の実践を心掛ける．

　根治的治療について手術と放射線治療のがん制御やQOLについて検討した研究は多くあるが，最新のロボット手術と最新の高線量の放射線治療を比較したものはなく，優劣を断定することはできない．また，後遺症についても現在の高線量の放射線治療の晩期合併症（尿路，消化管および晩期の二次発がん）についてはデータがいまだない．私自身は泌尿器外科医ではあるが，限局性前立腺癌の治療選択については患者にできるだけ公平な観点から手術および放射線治療の説明を行っている．ただし，全ての患者に同様に説明するのではなく，データおよび経験から下記要素を個々の症例で検討し，それを基に適宜，強弱をつけながら説明して最後は患者自身に治療を選択してもらっている．①前提としてcT2までの症例については手術，放射線治療で治療成績は変わらない，②cT3aで尖部腹側の腫瘍では切除マージンを確保しながら尿禁制を十分に保つことは困難なため放射線治療を勧める，③cT3bの症例は手術での根治の可能性は低い．私自身は放射線照射を行うのであれば前立腺がある状態で十分な高線量を照射すべきであり，低線量しか照射できない救済放射線治療は根治を目指して手術をしたもののどうしても局所再発した（またはその可能性が高い）症例に行うべきものと考えている．すなわち最初から手術＋放

射線治療という"集学的治療"は考えない．もしcT3bの症例で手術を行う場合は精嚢を露出せずにできるだけワイドな切除を心掛け手術的な完全切除を目指す．④術後の尿禁制は高齢者ほど悪化する．逆に若年者では尿禁制の回復が良いため積極的に手術を勧める．前述した通り，現在の高線量の放射線治療の晩期後遺症や二次発がんについてはまだデータがないこと，および術後の尿禁制が良いことから若年者ではできるだけ手術を勧めている．一方で高齢者では術後の尿禁制の回復が劣ることを説明し，放射線治療の恩恵も十分説明する（無理に手術を勧めない）．また，現在，80歳までは手術適応としているが，75歳以上の intermediate risk までの患者ではレチウス温存術式も取り入れ，できるだけ良好な尿禁制を目指している．あとは診断時の尿路閉塞症状や膀胱刺激症状，併存疾患等，患者個別の因子を勘案して shared decision making を行う．

　神経温存については性機能だけでなく尿禁制の改善が報告されており，自施設のデータでも同じ傾向が確認されている．このため，NCCN の intermediate risk までは MRI で腫瘍が far lateral になければ両側温存を原則としている．ただし，尖部腫瘍では背側のみの温存としている．一方，high risk 症例では腫瘍側は温存せず，また，両葉にまたがる大きな腫瘍は両側とも温存しない．NCCN very high risk 症例はそもそも拡大切除をしても根治が難しいため神経温存は行わない．最近は上記方針で比較的積極的に神経温存を行っているが，今のところ神経温存したことによる切除断端陽性率の上昇はない印象である．

Rule 3　局所進行前立腺癌に対する根治的治療はその方法で勝てるか？を考える

　近年，乏転移量の転移性前立腺癌や骨盤内リンパ節転移のある前立腺癌に対する原発巣や転移巣への放射線治療の効果が報告され，局所進行がんや転移があっても数が少ない症例に対する局所治療の有用性が期待されている．NCCN のガイドラインでは乏転移量の転移性去勢感受性前立腺癌（mCSPC）に対してはアンドロゲン除去療法（ADT）に局所の放射線治療を追加することが標準治療の一つとして記載されており，また，骨盤内リンパ節転移のある前立腺癌に対しては局所の放射線治療と2年間のADTおよびアビラテロンの投与が推奨されている（本邦では未承認）．一方，同じようなセッティングにおける手術の有用性については前向きなデータは乏しいが，いくつか有用性を示唆する後ろ向きデータはある．私自身はこのようなセッティングにおける手術について否定的ではないが，手術をするのであれば尿禁

制をできるだけ損なわずにかつ，局所に関しては手術で勝ち切れる可能性がある症例に適応を限定している．すなわち，限局がんにおける治療の場合と同様に手術＋放射線による集学的治療は念頭に置かない．特にこのようなセッティングでは局所治療だけでは根治は難しく，無理に手術を行ったうえで尿禁制回復が不十分なままに救済放射線治療を行い，PSAは低下しないにも関わらず放射線治療による後遺症だけが残るという「患者のQOLを損ねただけ」のシナリオが十分想定でき，それだけは避けなければならないと考えている．逆に，当初手術を予定していた患者でステージング中にリンパ節転移疑いや少数の骨転移疑いを指摘された場合は局所については手術だけで制御できる可能性は十分あり予定通り手術を行う．何を目的に手術や照射をするのかを明確にし，その恩恵と後遺症リスクを十分に評価して各患者における治療を個別化することが重要と考えている．

 救済ホルモン治療は必要最小限がコツ

　本邦では高齢者を中心に限局がんに対するADT治療が長年行われてきたため，医療者側のADTに対する抵抗感が低い．しかしADTは火照り，倦怠感などの自覚的副作用だけでなく長期的には骨粗鬆症，筋力低下，糖代謝異常，脂質代謝異常などを起こし心血管系イベントの増加も懸念される．特に易骨折性の高齢者が筋力低下により転倒すると寝たきりになるリスクが増加する．このため，「無用なADTは極力減らす！」ことが重要である．特に手術や放射線治療後の救済ホルモン治療は非常に長期に行われることになり影響が大きい．転移性前立腺癌以外においては間欠的ADTの持続的ADTに対する非劣勢は示されており，救済ホルモン治療のセッティングにおいては標準治療である．局所治療後の救済ホルモン治療の開始時期については定まったものはないが，私はそもそも根治的治療ではないホルモン治療を急ぐ必要はないと考えており，PSAが2ng/mL程度で画像検査を行いその時点で明らかな転移がなければPSA 4ng/mLを目安に治療を開始している．そして初回は9〜12カ月のADTを行いPSAが低下していればその時点で一旦休薬，PSAが同程度まで上昇すれば再開としている．この方法で多くの場合，1〜2年間の休薬期間を設けることができる（患者によってはより長期に休薬できる症例もある）．また，標準治療ではないが，ビカルタミド単剤の間欠的治療でもこのセッティングでは長期に制御が可能である．

Rule 5　骨盤内リンパ節転移までなら根治を目指す

　従来，骨盤内リンパ節転移がある前立腺癌は根治不能と考えられ，長期のホルモン治療が標準治療であった．しかし近年では骨盤照射＋局所のブーストとホルモン治療の併用によりホルモン治療をやめられる症例が一定数存在することがわかっている．京都大学からの報告では半年間のネオアジュバントADTに続いて照射を行い，2年間のアジュバントADTを投与した後にホルモン治療を休止する方針で治療した結果，10年での生化学的無再発率は60％でがん特異的生存率は86％と良好な成績であった[1]．また，STAMPEDE試験で骨盤内リンパ節転移陽性もしくは超高リスクの局所進行前立腺癌で放射線照射に2年間のアビラテロンと3年間のADTを加えることの有用性が示されており海外では標準治療となっている[2]．前述の通りホルモン治療を休止できることは患者にとっては恩恵が大きく，漫然とした長期のADTは慎むべきである．一方，最近では乏転移量のmCSPCにおいても局所放射線治療による予後の改善が報告されており，また，転移巣に対する放射線治療の意義についても複数の臨床試験が進行中であるが，このセッティングにおいてもホルモン治療を休止できるかどうかは今後の課題である．

Rule 6　非転移性去勢抵抗性前立腺癌では画像検査が肝（キモ）

　PSA倍加速度が10カ月未満でPSA 2ng/mLを超える非転移性去勢抵抗性前立腺癌（nmCRPC）では新規ホルモン薬（ARSI）が標準治療となっている．PSA倍加時間は重要な予後規定因子でありこの基準を満たす症例においてはARSIを積極的に投与すべきである．一方でPSA倍加時間がより長いnmCRPCではandrogen withdrawal syndromeの有無を確認したり抗アンドロゲン薬交替療法を行うなど，従来のvintageホルモン治療で十分と考えている．ただし，去勢抵抗性となるとPSAが低くても画像上転移が出現することもあり，定期的な画像検査は必須である．また，ARSI後の再発時はPSAが低値であっても転移が検出されることが多いことが報告されている．このため，nmCRPCでARSI投与中はPSA低値であっても定期的に画像検査を行うように心がけている．また，本邦では以前よりPSAがかなり低値であっても上昇傾向があればvintageの抗アンドロゲン薬を色々と変更して使うことが多かったため，nmCRPCにおいても画像転移出現前にARSIを色々と変更している医師も散見される．この是非は不明だが世界的にはこのセッティングにおい

てはARSIは1剤で転移が出現するまで継続することが標準治療であり私も nmCRPCにおけるARSIスイッチは行っていない．むしろPSAが上昇した際は可能であれば全身MRIやFDG-PETなどの方法で画像上進行している部位がないか積極的に検索し，もし1カ所だけの進行でPSA上昇も緩やかであれば薬剤は変更しないまま同部位への局所治療を行っている．今後はこのようなセッティングにおけるPSMA-PETの活用が期待される．

Rule 7　転移性去勢感受性前立腺癌（mCSPC）の初期治療も個別化が必要

　2023年に改訂された本邦のガイドラインではmCSPCの初期治療はADT + ARSI が標準とされている．しかし最近ではADT + ARSI +ドセタキセルのいわゆるトリプレット治療も標準治療の一つに加わり，また，乏転移量症例ではADT +局所の放射線治療も治療選択肢となっている．実際に最新のNCCNガイドラインでは転移量および転移の時期（診断時に転移していたか，局所治療後に転移出現したか）によって治療推奨の順番を変化させるなど，治療はむしろ複雑化している．また，現在，PARP阻害剤やAKT阻害剤，Lu177-PSMAなどの新しい薬剤の治験もmCSPCに対して行われており，今後さらに複雑化することが予想される．

　現在頻繁に用いられるCHAARTED試験の基準による転移量分類（high volume/low volume）[3]やLATITUDE試験の基準によるリスク分類（high risk/low risk）[4]はいずれも臨床試験のために恣意的に定められた基準であり，他の因子と比較されたことはない．私は京都大学在籍時に過去20年間のmCSPC症例の後ろ向き解析からEOD2以上（骨転移6個以上）または肝転移があること，LDH ≧ 250U/L，およびプライマリーのグリーソングレードが5であることが全生存率の独立した予後因子であることを見い出し，それを基にmCSPCを予後別に3群にリスク分けすることを提唱している（Kyoto Model）[5]．また，現在ではそれにAlb ≦ 3.7g/dLを加えた4項目で同様に3群にリスク分けすることを提唱している（Modified Kyoto Model）．そしてそれを基に低リスク群では期待余命10年以上であればADT + ARSIに加えて原発巣および転移巣に放射線を照射し，2年後にPSA制御良好な症例では全てのホルモン治療を休止する治療を試験的に行い，期待余命が10年未満であればADT +ビカルタミドによる治療を初期治療としている．また，中間リスク群ではADT + ARSIを標準治療とし，一部，プライマリーのグリーソングレードが5であるケモフィットな患者ではトリプレット治療も検討している．一方，高リスク群では基本的にはADT + ARSIでは治療効果が限定的なため積極的にトリプレット治療を

勧め，適格性を満たす場合は新薬の治験も紹介している．リスク分類は上記のものが最善とは限らないが，重要なのは mCSPC は非常にヘテロな集団であり画一的な治療ではなく個々の病態に応じた初期治療が必要と認識することと考えている．

Rule 8　化学療法導入の時期を逃さない

　前立腺癌の患者では他の泌尿器科腫瘍の患者と比較して化学療法の導入が躊躇されやすい傾向にあるのではないか？　化学療法が全身治療の中心である尿路上皮癌においては泌尿器科医は躊躇なく一次治療として化学療法を推奨する．一方，前立腺癌においてはホルモン治療が皮下注射や経口投与で副作用も少なく投与可能であるため，どうしても患者に対して化学療法の重要性を説明しにくくなり，ともすれば化学療法は最終手段と考えられやすい．しかし現実的には ARSI を用いてもホルモン治療には限界がありその際に有効なのは化学療法である．患者が後ろ向きだという理由でいたずらに化学療法の導入を遅らせ ARSI の交替療法など行っていないだろうか？　私は全身治療が必要な患者に説明する際に最初から前立腺癌においてはホルモン治療と化学療法の役割は半々であると説明している．そして例えばトリプレット治療の適応と考えられる患者に対しては非常に悪性度が高いがんであること，それに対してはあらゆる治療を使い切る必要があること，そのためには当初からホルモン治療と化学療法を組み合わせるのが最善と考えていることを説明する．このような形で最初から「前立腺癌において化学療法を行うのは当たり前」というスタンスで説明すると患者もスムーズに治療提案を受け入れられる．また，ADT＋ARSI で治療を開始した患者が CRPC となった場合も「残念ながら治療の前半は終了したがまだ後半があるので頑張りましょう」という形で説明すると受け入れはスムーズである．化学療法の恩恵を最大化するためには患者がケモフィットな間に上手に活用することが必須と考えており導入のタイミングを逃さないように心がけている．なお，化学療法の適応とする年齢の上限に関しては暦年齢だけで決められるわけではないがドセタキセルやカバジタキセルは主観的な副作用が比較的軽微なため，85 歳までは安全に投与できると考えている．

Rule 9　ゲノム検査のタイミングの個別化

　ゲノム検査が臨床実装され，欧米の各種ガイドラインによると転移性前立腺癌では全例においてゲノム検査を行うことが推奨されている．一方，本邦のガイドライ

ンでは検査費用が高額なのに対して治療に結びつく症例が限られることから前立腺癌においては現行のがんゲノム医療は「個別化医療」とは呼べないという見解である．実際のところ，欧米においてもがんゲノム検査の実施率は保険による償還状況によってまちまちであり，「全例においてがんゲノム検査を実施する」という理想にはほど遠い現状である．一方でがんゲノム検査で恩恵を受けられる患者がいるのは確かであり，これらの患者で治療に到達できないリスクは抑える必要がある．

　PARP阻害剤の適応となる *BRCA1*，*BRCA2* 異常を生殖細胞系列もしくは体細胞で有する前立腺癌は予後不良でホルモン治療を含む治療に対して抵抗性を獲得するのが早い．特に初診時に転移のある症例ではしばしば1年以内に去勢抵抗性を獲得し，その後の予後も短い．このため，これらの患者ではできるだけ早期にがんゲノム検査（できればがんパネル検査）を行う必要がある．私はこのように初期のホルモン治療の奏効期間が短い症例ではARSI抵抗性となった時点でドセタキセル導入と共にがんパネル検査を行っている．一方，初期治療の奏効期間が長い症例ではBRCA1, BRCA2異常がみつかる可能性はかなり低くなり，かつこれらの症例では化学療法も奏効することが多い．このため私はこのような症例ではがんゲノム検査は急がず，化学療法に抵抗性となってきてから検査実施を検討している．

　また，生殖細胞系列だけを調べるBRACAnalysisと体細胞変異も含めて調べるがんパネル検査の使い分けについては原則的にがんパネル検査で治験などの治療が推奨された場合に適格となる程度に元気で治療意欲がある患者においてはがんパネル検査を優先し，それ以外の症例ではBRACAnalysisを実施している．これは本邦ではがんパネル検査の位置付けががん種の枠を超えた，遺伝子異常をベースとした治療を提供するためのものであり，実際の推奨治療に治験が多いためである．すなわち私は化学療法がアンフィットな患者ではがんパネル検査は行わない．

　また，いずれの検査を行うにしても検査実施前に主治医が十分にがんゲノム検査の概要を説明することは必須と考えている．がんゲノム検査は決して安価な検査ではない上に恩恵を受けられる患者の割合は低く，患者や家族にとって知りたくない二次的所見がみつかってしまうこともある．一般的な採血検査や画像検査とは異なり患者に十分に検査の概要を理解してもらい希望した患者で検査を実施することが必要である．またこのためには泌尿器科の主治医が積極的にがんゲノム医療について勉強する必要がある．

8. 前立腺癌

Rule 10 ケモフィットでなくてもPARP阻害薬や免疫チェックポイント阻害薬は使える

近年，PROpel試験[6]やTALAPRO-2試験[7]で*BRCA1*，*BRCA2*遺伝子異常のあるCRPC患者の一次治療としてオラパリブやタラゾパリブなどのPARP阻害薬をアビラテロンやエンザルタミドなどのARSIと併用投与することの有効性が示された．ただし，前述のように現在，mCSPCの標準的な一次治療はADT + ARSIであり，mCRPCの一次治療としてPARP阻害薬とARSIの併用治療が適応となるのは初期治療でARSIを投与しなかった症例に限られる．このような患者は多くの場合，高齢であったり併存疾患で期待余命が短いなどの理由で初期治療選択が行われており，ケモアンフィットな患者であることが多い．しかし，これらの患者の中にも*BRCA*遺伝子異常のある症例は含まれる．また，PARP阻害剤は貧血や嘔気などの副作用はあるものの休薬や減量で対応可能であり，化学療法よりも副作用は少ない．このため私はケモアンフィットな患者でも去勢抵抗性獲得までの時間が比較的短い症例では積極的にBRCAnalysisを勧めている．これらの患者は化学療法を諦めるかもしくは導入を悩んでいる者が多く，代替治療の可能性に期待することが多い．また，マイクロサテライト不安定性を有する前立腺癌は頻度は2～3％と低いが悪性度の高い症例が多く，免疫チェックポイント阻害薬を投与できる可能性があるためマイクロサテライト不安定性検査を提出する．この検査は生検検体などの組織検体を用いて容易に提出可能である．マイクロサテライト不安定性のある前立腺癌の1/3程度ではペムブロリズマブが著効するため重要な治療選択肢となる．

1 STEP UP

本文でも述べたとおり，mCSPCの治療では今後様々な新規治療薬が臨床で使えるようになることが予想される．治療薬の組み合わせ，投与順序，さらには手術や放射線治療を加えた集学的治療も加わり非常に複雑化すると思われる．治療が日進月歩であることを認識し，最新の治療体系を常に学ぶ姿勢が必要である．また，本稿では詳述しなかったが，日本人の前立腺癌のバイオロジーは欧米人のそれとは異なっていることが知られており，日本人における最善の治療を探るためにも患者を治療しっぱなしにせず自施設のデータを定期的に振り返ることが重要である．

症例

84歳　男性

診断：転移性前立腺癌，iPSA52.2，GS4＋5＝9，cT4N1M1b（EOD2）

現病歴：1年半前に他院で上記と診断されリュープリンとビカルタミドによるCAB療法を開始されたが11カ月で去勢抵抗性となりアビラテロンを開始．しかし4カ月でアビラテロン抵抗性となりエンザルタミドに変更するも無効．専門的治療を目的に紹介となった．

PS1だがフレイルな印象あり本人も化学療法を希望せず．去勢抵抗性獲得までの時間が短いこと，ARSIの奏効期間も短いことより*BRCA*遺伝子異常がある可能性を考慮しBRACAnalysis検査を提出したところ*BRCA2*の変異あり．

オラパリブを開始したところ3カ月後にはPSAが90％低下し画像上も改善を認めた．しかし5カ月後に貧血，動悸出現しオラパリブを休薬．1カ月後に貧血改善し減量再開．オラパリブ開始から10カ月後に画像上腫瘍進行を認めベストサポーティブケアへ移行した．

■文献
1) Nakamura K, Norihisa Y, Ikeda I, et al. Ten-year outcomes of whole-pelvic intensity-modulated radiation therapy for prostate cancer with regional lymph node metastasis. Cancer Med. 2023; 12: 7859-67.
2) Attard G, Murphy L, Clarke NW, et al. Abiraterone acetate and prednisolone with or without enzalutamide for high-risk non-metastatic prostate cancer: a meta-analysis of primary results from two randomised controlled phase 3 trials of the STAMPEDE platform protocol. Lancet. 2022; 399: 447-60.
3) Sweeney CJ, Chen YH, Carducci M, et al. Chemohormonal therapy in metastatic hormone-sensitive prostate cancer. N Engl J Med. 2015; 373: 737-46.
4) Fizazi K, Tran N, Fein L, et al. Abiraterone plus prednisone in metastatic, Castration-sensitive prostate cancer. N Engl J Med. 2017; 377: 352-60.
5) Akamatsu S, Kubota M, Uozumi R, et al. Development and validation of a novel prognostic model for predicting overall survival in treatment-naïve castration-sensitive metastatic prostate cancer. Eur Urol Oncol. 2019; 2: 320-8.
6) Clarke NW, Armstrong AJ, Thiery-Vuillemin A, et al. Abiraterone and olaparib for metastatic castration-resistant prostate cancer. NEJM Evid. 2022; 1: EVIDoa2200043.
7) Fizazi K, Azad AA, Matsubara N, et al. First-line talazoparib with enzalutamide in HRR-deficient metastatic castration-resistant prostate cancer: the phase 3 TALAPRO-2 trial. Nat Med. 2024; 30: 257-64.

2章 ▶ 疾患各論

9 陰茎癌
―希少癌だからこそ，ガイドラインに沿った治療戦略を

熊本大学大学院生命科学研究部 泌尿器科学講座 助教　村上洋嗣
熊本大学大学院生命科学研究部 泌尿器科学講座 教授　神波大己

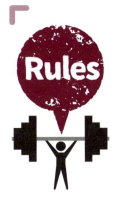

1 ▶ 2021年に陰茎癌に対する本邦初の診療ガイドラインが発刊された

2 ▶ 包茎とヒトパピローマウイルス（HPV）感染は陰茎癌の非常に重要な危険因子として認識すべきである

3 ▶ 陰茎部分切除では残存陰茎長と悪性度などに基づくマージン長を検討しその適応を決定する

4 ▶ 鼠径リンパ節郭清術（ILND）は非常に合併症率の高い手術であり，その適応は十分検討する必要がある

5 ▶ 陰茎癌に対する薬物療法の有効性と安全性を示すランダム化比較試験はない

6 ▶ 陰茎部分切除後のフォローアップでは患者自身での身体診察も重要である

 2021年に陰茎癌に対する本邦初の診療ガイドラインが発刊された

　陰茎癌は，全世界における年齢調整罹患率は0.84人/10万人/年[1]，国内における年齢調整罹患率は0.4人/10万人/年[2]と少なく，希少がんとされる．そのため，我々泌尿器科医が通常診療で頻繁に遭遇することが少ない疾患である．また，希少がんゆえに世界的に見てもメタアナライシスやランダム化試験の報告がほとんどなく，我々も今まではEAUやNCCNのガイドラインを参考に，また，それぞれの経験から治療戦略を立ててきた．そのような中，2021年に本邦初の陰茎がん診療ガイドラインが発刊された．これにより，希少がんである陰茎癌に対する本邦での治療戦略の基礎が出来上がったといえる．本書の趣旨とはやや異なるかもしれないが，

希少がんだからこそ若手泌尿器科医はスムースに診療が行えるよう基本的な診断，治療方針についてガイドラインを活用すべきである．

Rule 2　包茎とヒトパピローマウイルス（HPV）感染は陰茎癌の非常に重要な危険因子として認識すべきである

　包茎やそれによる不衛生状態，慢性炎症，肥満，喫煙，社会的要因などが陰茎癌に危険因子として知られている．実際，包茎と浸潤性陰茎癌の間には強い相関（オッズ比16）があることが報告されており[3]，また，割礼は浸潤性陰茎癌に対して強い予防効果（オッズ比0.33）があることも報告されている[4]．

　包茎のほか，近年，HPV感染が包茎と並び重要な危険因子とされている．陰茎癌組織において，HPV陽性率は50.8％との報告があり，陰茎癌の半数がHPV関連といえる．その中でも高リスクHPVとされるHPV16型が68.3％[5]と最も検出頻度が高くなっている．

　陰茎癌の組織型では扁平上皮癌が95％を占めるが，WHO2016分類では扁平上皮癌はHPV感染非関連扁平上皮癌（non-HPV-rerated squamous cell carcinoma）とHPV感染関連扁平上皮癌（HPV-rerated squamous cell carcinoma）に大別されている．

　同じHPV関連腫瘍である子宮頸癌予防に対するHPVワクチンは本邦でも公費で接種可能となっているが，陰茎癌に対する予防的HPVワクチンに関しては現在のところ，主要なガイドラインにも記載されておらず，スタンダードとはなっていない．症例数が少ないことによる費用対効果の点，患者年齢が子宮頸癌と比較して高齢であることなど問題点があり難しいが，今後，HPV関連腫瘍としてワクチン接種が行われるようになる可能性はあるかもしれない．

Rule 3　陰茎部分切除では残存陰茎長と悪性度などに基づくマージン長を検討しその適応を決定する

　原発巣に対する標準的な外科療法は陰茎切除術であり，陰茎部分切除と陰茎全摘術に分けられる．より進行した症例では陰囊，精巣も含めて切除を行う完全去勢術が行われる．

　通常，cT1以下で陰茎部分切除後に立位排尿が可能な場合には陰茎部分切除を選択する．具体的には陰茎部分切除後，残存陰茎長が少なくとも2〜3cm確保できる

必要がある．cT2，T3 症例でも腫瘍が陰茎遠位にある場合などでは適応となるが，局所再発の可能性が高くなるため厳重なフォローアップが必要である．一方，部分切除後陰茎長の問題で立位排尿が困難となる場合は躊躇せずに陰茎全摘術を選択する．万が一，残存陰茎長が短く術後立位排尿が困難となった場合は非常に QOL が低下するため，その適応については慎重に検討する必要がある．

腫瘍からのマージンについては以前より慣習的に 2cm のマージンを確保するよう手術を行ってきたが，これに関しては明確なエビデンスは存在しない[6]．EAU ガイドラインでは 3〜5mm 程度のマージンでも問題ないとされており[7]，腫瘍の悪性度や cT ステージにより個別に検討する必要がある．

また，原発巣は基本的には腫瘍が露出しており，また感染の合併もあるため，手術を行う際は腫瘍を清潔手袋で覆うなどして播種，汚染を予防することも重要である．

鼠径リンパ節郭清術（ILND）は非常に合併症率の高い手術であり，その適応は十分検討する必要がある

標準的鼠径リンパ節郭清は，鼠径靱帯，縫工筋，長内転筋で囲まれた浅鼠径リンパ節，深鼠径リンパ節すべてを郭清するものであり，手技的には難易度は高いものではないが，非常に合併症の頻度が高い手術とされており，55.4%に合併症がみられ，その 1/3 は重篤な合併症であったとの報告がある[8]．そのため適応に関しては十分検討する必要がある．鼠径リンパ節郭清変法（modified inguinal lymph node dissection: modified ILND）は郭清の範囲の外縁を縫工筋でなく大腿動静脈とするものである．この中にはセンチネルリンパ節が含まれるが，郭清範囲が狭いため合併症の頻度を低下させることができる．

鼠径リンパ節に対する診療方針は鼠径リンパ節が非触知の場合（cN0）と触知されるが可動性がある場合（cN1-2），触知され可動性がない場合（cN3）とで方針が異なる．

1）非触知鼠径リンパ節（cN0）に対する方針

鼠径リンパ節が触知できない cN0 症例でも微小転移/不顕性転移が 20〜25% 程度存在することが知られている[9,10]．

鼠径リンパ節が非触知の場合，まずは原発巣の病理所見により低リスク（Tis/Ta/T1, G1），中リスク（T1, G2），高リスク（Any T, G3 or ≧ T2）に分類する．

この中で低リスク症例と脈管浸潤のない（LVI−）中リスク症例は経過観察が推奨される．脈管侵襲を伴う（LVI ＋）中リスク症例と，高リスク症例に対しては modified ILND が推奨される．しかし，高リスク症例では多くの報告でリンパ節転移陽性率が 50％を超えており，高リスク症例においては標準的 ILND も考慮する．

modified ILND において術中迅速病理診断でリンパ節転移が確認された症例に対しては標準的 ILND へ術式を変更する．

2）触知され可動性がある鼠径リンパ節（cN1-2）に対する方針

陰茎癌の場合，鼠径リンパ節転移があったとしても郭清術を行うことにより，予後の改善が期待できるが，触知できるリンパ節を有する症例のうち 30〜50％は感染によるリンパ節腫大と言われている[11,12]．そのため，不必要な症例に対する ILND を避けるべく，まずは穿刺吸引細胞診（fine needle aspiration cytology：FNAC）もしくは modified ILND を行い，術中迅速病理診断で組織診断を行う．これで陽性であれば標準的 ILND を行うことが推奨される．

また片側のみリンパ節腫大があり転移であった場合，対側鼠径へ modified ILND を行い，術中迅速病理診断で陽性であれば標準的 ILND に術式を変更する．

3）触知され可動性がない鼠径リンパ節（cN3）に対する方針

リンパ節に可動性がない場合は節外進展を示唆しており，骨盤内リンパ節転移の可能性が高くなり，非常に予後不良とされる．この場合は，郭清は行わず組織診断のみを行い，化学療法を考慮すべきである．

また，ILND を行った結果，鼠径リンパ節転移数が片側に 2 個以上または節外進展がみられる場合には，同側の骨盤内リンパ節郭清（PLND）を行うことを考慮する．

合併症治療に難渋した症例
71 歳

診断：陰茎癌 cT2N3M1（肺門部，縦郭リンパ節）

現病歴：陰茎癌，鼠径リンパ節，肺門部，縦郭リンパ節転移に対して陰茎全摘術＋会陰瘻造設術施行後，TPF 療法を施行した．

鼠径リンパ節転移は自壊しており，汚染が高度であり疼痛も強く，著しく QOL の低下がみられたため，症状改善目的に鼠径リンパ節郭清術＋腹直筋皮弁を行った．

術後創部感染を起こし，その治療に難渋した．

抗菌薬投与，洗浄を根気強く行い感染は改善した．

9. 陰茎癌

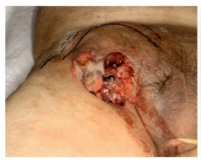

[図1] 術前画像
自壊した鼠径リンパ節転移

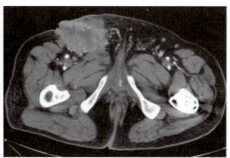

[図2] 術前CT

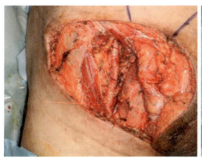

[図3] 鼠径リンパ節郭清術後

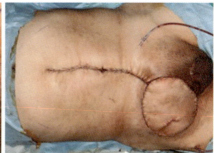

[図4] 腹直筋皮弁後

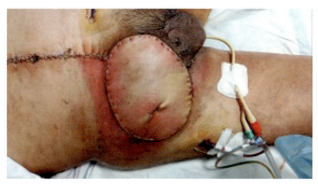

[図5] 創感染

Rule 5　陰茎癌に対する薬物療法の有効性と安全性を示すランダム化比較試験はない

　切除不能または遠隔転移を有する陰茎癌に対しては通常多剤併用療法が行われる．同様にリンパ節転移を有する限局性陰茎癌に対しても術前化学療法が考慮される．しかし，陰茎癌が希少がんであるため，その有効性や安全性を示すランダム化試験はなく，現在報告があるのは少数例によるPhase 2試験や後ろ向き研究のみである．また，国内では陰茎癌に適応のある抗悪性腫瘍薬はないため，海外のガイドラインをもとに治療を行っているのが現状である．

　切除不能または遠隔転移を有する陰茎癌に対してはTPF（ドセタキセル＋シスプラチン＋5-FU）のPhase 2試験で約40％の奏効率が報告されており[13,14]，現時点では最も検討されるべきレジメンである．

　リンパ節転移を有する限局性陰茎癌に対しても術前化学療法としてTPFやTIP（パクリタキセル＋イリノテカン＋シスプラチン）についてのPhase 2試験の報告があり[15,16]，比較的良好な成績が得られており，これらの化学療法を行うことが検討される．

　また，このように切除不能症例に対する治療は限られるため，がんゲノム検査を早期に行っておくことも考慮したほうが良いと思われる．

　現在，リンパ節転移を有する陰茎癌患者の術前化学療法あるいは術前化学放射線療法の意義を検討する初めてのRCTであるInPACT試験が進行中であり，その結果により新しいエビデンスが生まれる可能性がある．

Rule 6　陰茎部分切除後のフォローアップでは患者自身での身体診察も重要である

　陰茎癌の予後因子として，病期，悪性度，病理学的リンパ節転移陽性，HIV感染などがあげられる．また，陰茎部分切除後の再発リスク因子としては神経周囲浸潤，上皮内癌，断端陽性，高異型度があげられる．

　治療後のフォローアップに関しては，ESMOガイドライン2013年版，EAUガイドライン2018年版，NCCNガイドライン2021年版に推奨されるフォローアップの方法が記されているが，日本版陰茎がん診療ガイドラインでは特にフォローアップ期間などは定められていない．そのため上記リスク因子，ガイドラインをもとに総

合的に判断し定期的な診察，画像による遠隔転移検索を行う必要がある．また，特に陰茎部分切除後では患者自身による局所再発の有無に関する身体診察が推奨されており[17]，忘れずに自己診察について指導する必要がある．

1 STEP UP

陰茎温存療法の報告も上がってきている．

　陰茎癌に対する陰茎全摘術，陰茎部分切除術は整容性，性機能，排尿機能の点などから少なからず患者の QOL を低下させる．これに関して，制がん性を損なうことなくできるだけ陰茎温存を行う臓器温存術の報告が上がってきている．

　①陰茎上皮内癌に対する局所軟膏療法（5-FU やイミキモドクリーム），② Tis/Ta/T1 に対するレーザー治療，③低 T stage，低 grade 腫瘍に対するモース顕微鏡手術，④遠位包皮のみに位置する低 T stage，低 grade 腫瘍に対する環状切除術，⑤亀頭と包皮または亀頭と冠状溝，陰茎幹部などの陰茎癌に対する拡大局所切除術，⑥亀頭部遠位の広範な Tis/Ta/T1 に対する亀頭剥離，再建術，⑦亀頭に限局した Ta/T1 あるいは T2 腫瘍に対する亀頭摘除術が欧米を中心に選択されている．現在は本邦では保険適用となっておらず普及していないが，良好な QOL を保つことを考えると，今後本邦でも報告が上がってくるかもしれない．

■文献

1) de Martel, Plummer M, Vignat J, et al. Worldwide burden of cancer attributable to HPV by site, country and HPV type. Int J Cancer. 2017; 141: 664-70.
2) 厚生労働省健康局がん・疾病対策課. 令和元年全国がん登録罹患数・率報告. 厚生労働省ホームページ.
3) Tseng HF, Morgenstern H, Mack T, et al. Risk factors for penile cancer: Results of a population-based case control study in Los Angeles Country (United States). Cancer Causes Control. 2001; 12: 267-77.
4) Larke NL, Thomas SL, Dos Santos Silvia I, et al. Male circumcision and penile cancer: A systematic review and meta-analysis. Cancer Causes Control. 2011; 22: 1097-110.
5) Olesen TB, Sand FL, Rasmussen CL, et al. Prevalence of human papillomavirus DNA and p16^{INK4a} in penile cancer and penile intraepithelial neoplasia: A systematic review and meta-analysis. Lancet Oncol. 2019; 20: 145-58.
6) Minhas S, Kayes O, Hegarty P, et al. What surgical resection margins are required to achieve oncological control in men with primary penile cancer? BJU Int. 2005; 96: 1040-4.
7) Solsona E, Algabab F, Horenblas S, et al. EAU guidelines penile cancer. Eur Urol. 2004; 46: 1-8.

8) Gopman JM, Djajadiningrat RS, Baumgarten AS, et al. Predicting postoperative complications of inguinal lymph node dissection for penile cancer in an international multicenter cohort. BJU Int. 2015; 116; 196-201.
9) Singh I, Khaitan A. Current trends in the management of carcinoma penis-a review. Int Urol Nephrol. 2003; 35; 215-25.
10) Hegarty PK, Kayes O, Freeman A, et al. A prospective study of 100 cases of penile cancer managed according to European Association of Urology guide-lines. BJU Int. 2006; 98: 526-31.
11) Diorio GJ, Leone AR, Spiess PE. Management of penile cancer. Urology, 2016; 96; 15-21.
12) Protzel C, Alcaraz A, Horenblas S, et al. Lymphadenectomy in the surgical management of penile cancer. Eur Urol. 2009; 55: 1075-88.
13) Zhang S, Zhu Y, Ye D. Phase II study of docetaxel, cisplatin, and fluorouracil in patients with distantly metastatic penile cancer as first-line chemotherapy. Oncotaget. 2015; 6: 32212-9.
14) Nicholson S, Hall E, Harland SJ, et al. Phase II trial of docetaxel, cisplatin and 5FU chemotherapy in locally advanced and metastatic penis cancer (CRUK/09/001). Br J Cancer. 2013; 109: 2554-9.
15) Djajadiningrat RS, Bergman AM, van Werkhoven E, et al. Neoadjuvant taxane-based combination chemotherapy in patients with advanced penile cancer. Clin Genitourin Cancer. 2015; 13: 44-9.
16) Pagliaro LC, Williams DL, Daliani D, et al. Neoadjuvant paclitaxel, ifosfamide, and cisplatin chemotherapy for metastatic penile cancer: A phase II study. J Clin Oncol. 2010; 28: 3851-7.
17) Leijte JA, Kirrander P, Antonini N, et al. Recurrence patterns of squamous cell carcinoma of the penis: recommendations for follow-up based on a two-centre analysis of 700 patients. Eur Urol. 2008; 54: 161-8.

2章 ▶ 疾患各論

10 ▶ 精巣腫瘍
──診断・薬物療法・手術

筑波大学大学院人間総合科学研究科疾患制御医学専攻 腎泌尿器科学 教授　西山博之
筑波大学大学院人間総合科学研究科疾患制御医学専攻 腎泌尿器科学 講師　河原貴史

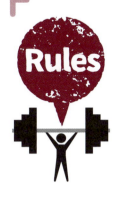

1 ▶ 治療開始時に妊孕性温存について相談する
2 ▶ 片方の精巣腫瘍を見たら対側の精巣を見る
3 ▶ 高齢者で精巣腫瘍を見たら悪性リンパ腫の可能性を考える
4 ▶ 高位精巣摘除では腹膜の折り返しまで精索を剥離する
5 ▶ 診断時多発肺転移症例およびhCG高値例では脳転移を常に念頭におく
6 ▶ hCG高値例で頻脈を生じている場合には腫瘍随伴性の甲状腺機能亢進症の可能性を考える
7 ▶ 腫瘍崩壊症候群の可能性を念頭におく
8 ▶ 絨毛がん症候群の対策と回避を行う
9 ▶ ブレオマイシンによる肺障害のリスク因子と代替治療を検討する
10 ▶ hCGがプラトーに達したら下垂体性のhCGの可能性を考えテストステロン負荷試験を検討する
11 ▶ AFPが持続高値でも下げ止まりであれば肝障害, 家族性や体質性の可能性も鑑別におく
12 ▶ 残存腫瘍切除の直前には再度腫瘍マーカーの確認をする
13 ▶ 縦隔原発例ではブレオマイシンの回避を検討する

Rule 1　治療開始時に妊孕性温存について相談する[1)]

精巣腫瘍は典型的なAYA世代に生じるがんであるが, 進行がんであればその後,

化学療法や放射線治療を行うこととなる．特に化学療法を行う場合には化学療法による生殖機能への影響を考慮する必要がある．もともと精巣腫瘍患者は同世代の健常人および血液疾患などの他疾患になった悪性腫瘍患者と比較し造精機能が低下していることが知られている．転移性精巣癌に対する標準治療であるBEP療法を3～4コース実施しても数年で回復することが多いとされている．しかし全ての患者で造精機能が回復するわけではないこと，BEP4コースで終了できず追加治療が必要となる患者もおり，治療開始時に予測できない．そのため造精機能障害を生じうる治療をする場合には治療開始前に精子保存について提案し患者が希望し，妊孕性温存のために治療開始が遅延することが病気の状態から許容されるならば精子保存を検討する必要である．

片方の精巣腫瘍を見たら対側の精巣を見る

精巣腫瘍の診断は触診および超音波検査などで行われる．同時性の精巣腫瘍の頻度は決して高くないものの対側精巣に同時性および異時性の発生リスクが高いことが知られている．片側の精巣腫大で受診された場合でも対側の精巣に腫瘍がないことを触診および超音波検査などで確認し対側精巣腫瘍の除外を行う．もし対側に腫瘍があれば悪性か否か，部分切除などにより精巣組織の温存が可能かなど検討する必要がある．

両側症例：片方の精巣腫瘍を見たら対側の精巣腫瘍の除外を行う

40歳代　男性

主訴：右陰嚢腫大

　　数カ月前から右陰嚢腫大を主訴に近医受診．右精巣腫瘍・後腹膜リンパ節転移と診断され加療目的に紹介となった．受診時超音波検査にて右精巣腫瘍は手拳大に腫大，対側精巣も鶏卵大であるが全体に硬結を触れた．超音波検査では両側ともに精巣内に異常陰影があり正常精巣ははっきりしなかった．患者へ両側精巣腫瘍の可能性が高いこと，精子保存および腫瘍内精子採取の選択肢を提示．本人，配偶者と相談され妊孕性温存は希望されなかった．両側精巣摘除後BEP3コース実施し残存腫瘍切除を行った．術後3年経過し再発なく経過観察中である．また男性ホルモンについては月1回補充し男性機能低下を疑わせる症状は

認めていない．

Rule 3　高齢者で精巣腫瘍を見たら悪性リンパ腫の可能性を考える

　精巣腫瘍の発症には小児期，青年期，高齢者で発症のピークがあることが知られている．小児発症および青年期発症は胚細胞より腫瘍が発生することが多い．また高齢者では胚細胞腫瘍のうちセミノーマと悪性リンパ腫の可能性が高い．悪性リンパ腫については超音波検査や腫瘍マーカーに特異的所見がなく鑑別は病理診断に委ねられる．悪性リンパ腫であれば病型評価のため生検検体を用いた検査による診断が有用となるため高齢者に精巣腫瘍が生じた場合には血液内科医師などと連携して組織採取や診断を行う必要がある．

Rule 4　高位精巣摘除では腹膜の折り返しまで精索を剝離する

　高位精巣摘除は腫瘍への血流を腫瘍に触れる前に遮断することと，将来的に後腹膜リンパ節郭清術を行う際に腹膜側からの精索の処理を行う際に精索を断端まで確実に処理することとなる．他施設で高位精巣摘除を行ったのちに当院で後腹膜リンパ節郭清術を行った際に精索の断端が腹腔側から確認できないことの方が多い．断端の確認がどうしてもできない場合には，鼠径アプローチを加えて精索の断端を処理することがある．初回手術時に処理を確実にしておけば不要となる処置を患者に強いることになる．高位精巣摘除の場合に中枢側は腹膜の折り返しを視認し，腹膜と精索の間を十分剝離したのち目印とする結紮糸をかけることを意識したい．また，自分が高位精巣摘除を執刀した患者で後日後腹膜リンパ節郭清術を行う際に断端の結紮糸が腹腔側からどのように見えるのか確認することで自分の剝離が十分であったかどうかを確認できる．そのような機会があれば是非自分の手術のフィードバックを行って欲しい．

Rule 5　診断時多発肺転移症例およびhCG高値例では脳転移を常に念頭におく

　脳転移を疑わせる症状がある患者はもちろん，症状がなくとも肺転移を有する進

行性精巣腫瘍と診断した場合には，脳転移の除外のため頭部画像を行いたい．初回診断で頭部に転移がなかった場合でも初回診断時にhCGが異常高値の症例では脳転移が異時性に生じることがある．診断時にhCGが異常高値の症例でhCGの低下が悪くなったときには特に頭部画像評価を行うことを検討する[2]．

Rule 6　hCG高値例で頻脈を生じている場合には腫瘍随伴性の甲状腺機能亢進症の可能性を考える[3]

　進行性胚細胞腫瘍，特に絨毛がんを含む症例では血中hCGが高値となり，血中hCGが著明高値の場合hCGの甲状腺刺激ホルモン（TSH）様作用により腫瘍随伴性の甲状腺機能亢進症が起こることがある．進行性胚細胞腫瘍の患者では全身状態が悪く，呼吸苦や疼痛などから頻脈になっている患者もあるがhCGによる甲状腺機能亢進症の可能性を考えホルモン検査を行う．

Rule 7　腫瘍崩壊症候群の可能性を念頭におく

　精巣腫瘍は化学療法感受性が高い腫瘍であり，特に治療開始時に腫瘍量が多い場合には化学療法直後に腫瘍崩壊症候群をきたすことがある[4]．特に肝臓転移やLDHが高い症例などでは注意が必要とされている[5]．輸液による脱水予防，抗尿酸血症薬の開始，ラスブリカーゼの使用を検討する．

Rule 8　絨毛がん症候群の対策と回避を行う

　hCG異常高値の場合，絨毛がん症候群の発症に留意する．絨毛がん症候群自体の発症頻度は高くないものの発症した場合には腫瘍からの出血により出血性ショックや肺胞出血により呼吸不全となった場合には致死的になることがある．
　hCGが異常高値で全身状態が不良な症例では特にmodified BEPなど薬剤投与の調整などを行い発症予防に努める必要がある[6]．リスクの高い症例では出血のリスクを考慮し，救急科やIVR科などとも事前に相談し発症時の呼吸器管理や循環管理などのバックアップを依頼しておくなど発症後の事態に備えておくことも肝要である．

Rule 9　ブレオマイシンによる肺障害のリスク因子と代替治療を検討する

　ブレオマイシンの肺障害については，腎障害，比較的高齢者（40〜50歳以上）などブレオマイシン肺障害のリスク因子として挙げられている[7]．ブレオマイシンの投与が望ましくない転移性精巣腫瘍患者に対してはEP療法やVIP療法は代替案として考慮することが推奨されている[7,8]．

Rule 10　hCG がプラトーに達したら下垂体性の hCG の可能性を考えテストステロン負荷試験を検討する

　治療を開始して数コース経過すると治療による腫瘍マーカーの低下が鈍化しなかなか陰性化しないことが経験される．プラトーになった場合には腫瘍性にhCGが生じているのか否かが引き続きの化学療法の継続および手術に踏み切るタイミングが問題となる．hCGが下がり止まった場合には下垂体性hCGによる偽陽性の可能性もある　鑑別のためにはテストステロン負荷を行うことで鑑別できる症例もある．不要な化学療法の継続を行わなくてすむこともあり検討に値する[9]．

Rule 11　AFP が持続高値でも下げ止まりであれば肝障害，家族性や体質性の可能性も鑑別におく

　画像上転移がないステージ1の精巣腫瘍に対して高位精巣摘除を行っても腫瘍マーカーが陰性化しないことがある．施設基準以下に低下しない場合には腫瘍性によりAFPが上昇している可能性もあるが肝障害および体質性にAFPが上昇していることもある．腫瘍マーカーが陰性化しないことのみで化学療法を開始するのではなくマーカーの変化および画像上の転移病巣の確認後に治療開始を検討する．またAFPの場合，レクチン分画の測定が有効なことがある．腫瘍性の場合にはレクチン分画のうちL3分画が上昇していることが知られている．体質性および肝障害に伴う上昇の場合，L1分画が上昇していることがある[10]．

Rule 12　残存腫瘍切除の直前には再度腫瘍マーカーの確認をする

　転移性精巣腫瘍に対して全身化学療法を行い腫瘍マーカーの陰性化を目指し，陰

性化後に残存腫瘍切除を行うことがある．残存腫瘍切除については化学療法後6週後を目安に手術を行うことが検討されるが手術直前には腫瘍マーカーの再検査を行う必要がある．直前のマーカーで腫瘍マーカーが再度陽性化することがある．陽性化した場合の治療方針については明確な指針はないものの再度腫瘍マーカーの陰性化を目指したのち再度残存腫瘍の切除を検討する．

腫瘍マーカー陰性化後に残存腫瘍切除を予定中に腫瘍マーカーが陽性化した症例：化学療法後腫瘍マーカー陰性化後に残存腫瘍切除の直前には再度マーカーの確認をする

20歳代　男性

精巣腫瘍　非セミノーマ，後腹膜リンパ節転移，多発肺転移と診断しBEP療法を3コース実施した

マーカー陰性化し，後腹膜リンパ節切除を予定した．リンパ節切除を予定した2日前の腫瘍マーカーの測定で腫瘍マーカーの陽性化を認めた．画像評価を行うと新たに肺転移と肺門部リンパ節腫大を認めた．肺転移再発と診断しTIP 4コースを実施し腫瘍マーカーは陰性化し治療後2年経過した現在再燃所見は認めない

Rule 13　縦隔原発例ではブレオマイシンの回避を検討する

縦隔原発の胚細胞腫瘍はIGCCCでpoor prognosisとされる．Poor prognosisとしてBEP 4コースが推奨される．しかし縦隔腫瘍のBEP療法後に残存腫瘍を切除する場合には周術期に肺合併症が多いことが報告されている[11]．特に腫瘍が縮小した場合に，残存腫瘍切除を検討する可能性がある場合にはブレオマイシンを含まないレジメンを使用することが周術期の合併症の観点から望ましいと考えられる．

■文献
1) 日本がん治療学会，編．小児，思春期，若年がん患者の妊孕性温存に関する診療ガイドライン2017年版. 金原出版. 2017.
2) Kawahara T, Kawai K, Yoshino T, et al. The clinical presentation and favorable prognosis

of patients with isolated metachronous brain metastasis from germ cell tumors. Jap J Clinical Oncol. 2016; 46, 11: 1047-52.
3) 千原尉智蕗, 新田聡, 木村友和, 他. 高 hCG 血症による甲状腺機能亢進症を来たした胚細胞腫瘍の 2例. 泌尿紀要. 2016; 62: 489-93.
4) 日本腫瘍学会, 編. 腫瘍崩壊群（TLS）診療ガイダンス改訂第 2版. 金原出版. 2021.
5) 黒部匡広, 河合弘二, 田中 建, 他. 転移期精巣腫瘍における腫瘍崩壊症候群のリスク評価と TLS 発症頻度. 泌尿紀要. 2016; 52: 237-42.
6) Massard C, Plantade A, Gross Goupll M, et al. Poor prognosis nonseminomatous germ-cell tumours（NSGCTs）: Should chemotherapy doses be reduced at first cycle to prevent acute respiratory distress syndrome in patients with multiple lung metastases? Annals of Oncology. 2010; 21: 1585-8.
7) 日本泌尿器科学会, 編. 精巣腫瘍診療ガイドライン 2015 年版. 金原出版. 2015: p.46-51.
8) 日本泌尿器科学会, 編. 精巣癌診療ガイドライン 2024 年版. 金原出版. 2024; p85-91.
9) Takizawa A, Kawai K, Kawahara T, et al. The usefulness of testosterone administration in identifying false-positive elevation of serum human chorionic gonadotropin in patients with germ cell tumor. J Cancer Res Clin Oncol. 2018; 144: 109-15.
10) 日本泌尿器科学会, 編. 精巣腫瘍診療ガイドライン 2015 年版: 精巣腫瘍の腫瘍マーカーとして何が推奨されるか？ 金原出版: 2015; p.20-2.
11) Perioperative morbidity and mortality associated with bleomycin in primary mediastinal nonseminomatous germ cell tumor. J Clin Oncol. 2016; 34: 4445-6.

2章 疾患各論

11 後腹膜腫瘍

国立がん研究センター中央病院 泌尿器後腹膜腫瘍科 科長　松井喜之

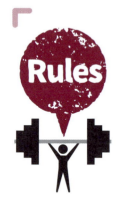

1. 後腹膜腫瘍は画像や血液検査での確定診断が困難な場合，積極的に腫瘍生検を検討すべきである
2. 後腹膜軟部肉腫の初回手術は「肉眼的腫瘍残存なし」が第一優先だが，手術侵襲とのバランス感覚を大切に
3. 初発後腹膜肉腫において，現時点では周術期補助化学療法は推奨されない
4. 再発後腹膜脂肪肉腫では即時手術が必ずしも患者にとってメリットがあるとは断定できない
5. 神経鞘腫などの良性腫瘍は，基本的に介入不要．腫瘍増大スピードが速い場合のみ外科的切除を検討すべきである
6. 尿膜管癌は周囲脂肪を一塊に切除する意識が重要

Rule 1　後腹膜腫瘍は画像や血液検査での確定診断が困難な場合，積極的に腫瘍生検を検討すべきである

　後腹膜腫瘍の診断において画像検査は重要であるが，それのみでの確定診断は困難であることが多い．疾患によっては外科的切除ではなく全身薬物治療が第一選択となることもあるため，まず血液腫瘍マーカー・各種ホルモン検査を追加し，最終的に腫瘍生検での正確な病名確定を治療前に行うことが推奨される．また生検結果によっては，外科的切除としても切除範囲や術式が変更される可能性も考えられる．ただし傍神経節腫の可能性がある場合は生検時血圧変動などのリスクがあるため，無症状でも随時尿中メタネフリン・ノルメタネフリン（クレアチニン補正値）を測定し，生検ではなく[123]I-MIBGシンチグラフィーなどで診断することもある．
　腫瘍生検は基本的にはCTもしくは超音波ガイド下の経皮的針生検が推奨されるが，体内深部で体外からのアプローチが困難な場合，超音波内視鏡（endoscopic

ultrasonography：EUS）生検なども考慮すべき選択肢となる．近年のWilkinsonらによる横断的研究では針生検の高い正診率（98%）が示されており，有害事象の発生に関しては微量の出血や腹水貯留，腹痛などの軽微なものが少数例において認められたものの生検による腫瘍播種の頻度は極めて低いと報告されている[1,2]．

可溶性インターロイキン2レセプター（sIL2-R）などから悪性リンパ腫が疑われる場合，通常の病理組織診断以外に免疫組織化学染色，細胞表面マーカー，染色体，遺伝子解析などが必要となる場合があり，事前に血液内科などと採取標本の取り扱いについて協議を行うほうがよい．

近医検診にて腹部腫瘤指摘，後腹膜脂肪肉腫を疑われ当院受診した40歳代 女性

CTでは右腎周囲に脂肪成分を主体とした巨大腫瘍を認めたが，一部腎被膜が不明瞭であったため，後腹膜脂肪肉腫と右腎血管筋脂肪腫の鑑別のために針生検を施行した．生検結果から腎血管筋脂肪腫と診断されたため，右腎を温存する形で腫瘍切除を施行した．手術時間：3時間20分，出血量：993mL．術後CTでも温存された右腎機能は良好であった．

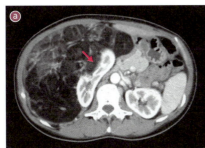
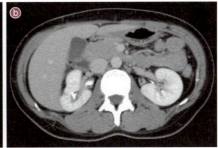

[図1] 当科で治療を受けた巨大腎血管筋脂肪腫の1例
ⓐ初診時CT　右腹部を占拠する脂肪成分主体の巨大腫瘤．一部腎被膜が不明瞭な像を認める（→）
ⓑ術後CT　温存された右腎機能は良好であった．

Rule 2 後腹膜軟部肉腫の初回手術は「肉眼的腫瘍残存なし」が第一優先だが，手術侵襲とのバランス感覚を大切に

　初発後腹膜肉腫の場合，外科的切除は最も重要な治療法であり，「肉眼的腫瘍残存なし」を目指した切除を心がける必要がある．後腹膜肉腫手術における予後に与える切離断端陰性（R0）切除の意義についてのシステマティックレビューでは，全生存率ではリスク比 0.68（95% CI: 0.61-0.76），無再発生存率ではリスク比 0.59（95% CI: 0.48-0.71）と，いずれにおいても，R0 切除を行っている症例が R1/R2 切除に比べて予後が良好である結果が示されている[3]．ただし，巨大な後腹膜肉腫では，切離面全てを病理検索することは不可能なため R0 と断言することが困難であり，腫瘍切離断端病理所見と予後の関係を論じる場合には注意を要する．R0 を目指すためのより確実な方法は隣接臓器を含めて腫瘍を広汎に en bloc 切除する"compartmental complete resection"であるが，compartmental complete resection を行っても断端陽性率は依然高率であり，全生存率の改善にはつながらないという報告もある[4]．さらに，多くの臓器合併切除を行うことは術後合併症や機能障害の発生につながる危険性をはらんでおり，実際の切除範囲は，接する臓器や腫瘍の位置などから機能温存と根治的切除のバランスを勘案したうえで R0 切除を目指した"oncological resection"が推奨される[5]．例えば，上腹部十二指腸膵頭部や腹部大動脈・腹腔動脈・上腸間膜動脈・門脈などの重要臓器・血管が巻き込まれている場合には，拡大根治切除と術後機能温存のバランスについて臓器横断的な診療チームによるカンファレンスを経て最終術式を決定すべきと考える．また，Gerota 筋膜内の脂肪肉腫などは断端陽性を避けるためにも通常腎合併切除を行うべきと考えるが，腎機能障害例では腎温存のベネフィットと再発リスクを患者ともよく相談する必要がある．
　他方，完全切除不能例に対する意図的不完全切除（減量手術）は腫瘍により衰弱している患者の症状を緩和する可能性はあるものの，あくまで緩和的治療としての位置づけであり，その施行は慎重に判断すべきである．

 Rule 3 初発後腹膜肉腫において，現時点では周術期補助化学療法は推奨されない

　軟部肉腫に対する補助化学療法の意義は，後腹膜原発のものを含めて未だ確立されていない．2008 年のメタアナリシスでは AI 療法（ドキソルビシン＋イホスファ

ミド）のコントロール群に対する生存期間の延長が示されたが，その後のプール解析では生存期間の延長は示されなかった[6,7]．後腹膜肉腫の補助化学療法については，米国データベースの後方視的検討が報告されており，傾向スコアマッチングの結果でも化学療法施行症例の方が未施行群と比較して生存期間中央値は有意に不良であった（40 カ月対 52 カ月；P = 0.002）[8]．

実臨床では，marginally resectable（切除適応が微妙で一般的には R0 切除が困難）な症例に対して術前補助化学療法が行われることもあるが，効果は限定的であると言わざるを得ない．ただし，外科的切除のみでは高リスク後腹膜軟部肉腫の治療成績は満足できるものではなく，今後の集学的治療の構築が必要であることは間違いない．現在，欧州癌研究機関（EORTC）主体で本邦の施設も参加している後腹膜肉腫を対象にした術前化学療法＋手術 vs 手術単独を比較する STRASS2 試験が進行中であり，その結果が待たれるところである．

再発後腹膜脂肪肉腫では即時手術が必ずしも患者にとってメリットがあるとは断定できない

後腹膜の局所再発脂肪肉腫に対する放射線治療・化学療法の効果は限定的であり，可能な場合は外科的切除が第一選択となる．しかし，外科的切除を検討する際，その手術タイミングの決定が重要となる．再発腫瘍が小さいほど切除が容易で合併症率も低くなるが，手術時に腹腔内の再発腫瘍の同定が困難な可能性や，画像では同定不能な微小遠隔転移を伴っている可能性も否定できない．また再発治療を繰り返すごとに肉腫（特に脂肪肉腫）の悪性度は高くなり，次回再発までの期間が短くなっていく傾向を認めることから，結果的に早期手術の反復が予後を悪化させる可能性も指摘されている．さらに手術回数とともに手術自体の難易度も上昇し，治療合併症発生率も懸念される．また，一部の肉腫では増大速度が非常に緩徐であり，即時に治療介入せずとも手術を長期間回避することができる場合もある．こういった点を踏まえ，無症状の患者群の一部では再発初期は腫瘍の変化を厳重に経過観察し，手術によって恩恵を受ける患者群を選定する"Strategic Delay"が重要となる．

後腹膜脂肪肉腫の救済手術症例の選択に関しては，2009 年 Park らが報告した腫瘍増大速度の解析が引用されることが多い[9]．61 例の再発症例において腫瘍増大速度が速い症例では有意に予後が不良で，そのカットオフ値は 0.9cm/ 月としており，いわゆる 1cm/ 月ルールと言われる由来となっている．さらに 2018 年に Ikoma らは，高分化脂肪肉腫に限定した解析を行っている[10]．この解析の中では，54 例の再

発腫瘍のうち，28例（54%）が再発後6カ月以内に摘出手術を受けていた．32例（62%）で周囲臓器合併切除が行われ，4例（13%）では臓器浸潤が確認されている．R0/1切除が行われた45例中38例（84%）で術後局所再発をきたしたが，手術時の臓器浸潤ありと初回治療から再発までの期間が1年以内であることが有意な全生存予後不良因子であった（P = 0.005, P = 0.044）．さらに再発から6カ月以内の手術施行は再々発リスク因子であり（HR 2.18, P = 0.025），隣接臓器合併切除は手術侵襲を増加させ入院期間の延長につながっていた．この結果からは，高分化脂肪肉腫においては早期の再発救済手術が必ずしもよい結果につながるとは限らず，腫瘍増大速度や多発再発の出現の有無について一定期間観察を行ってから手術を検討するほうがより意義のある治療を提供できる可能性が示唆される．非常に腫瘍増大速度が緩徐な場合には，結果的に侵襲の高い手術を長期にわたって回避できる可能性があり総合的にはメリットが大きい．再発性後腹膜肉腫，特に高分化脂肪肉腫では早期介入と経過観察のメリット・デメリットについて十分説明を行ったうえで治療方針を決定する必要がある．

Rule 5　神経鞘腫などの良性腫瘍は，基本的に介入不要．腫瘍増大スピードが速い場合のみ外科的切除を検討すべきである

　後腹膜腫瘍の20〜30%は良性腫瘍であり，そのうちもっとも多い組織型がその30%を占める神経原性腫瘍とされる．神経鞘腫（Schwannoma）は後腹膜原発良性腫瘍の中で最も頻度が高い神経原性腫瘍であり，後腹膜腫瘍の約4%を占める．神経鞘腫は末梢神経から発生し，一般的には良性で，男性よりも女性に多く，成長速度が遅いことが特徴とされる．悪性転化は非常に稀で，外科的切除後の再発リスクは非常に低い．

　Trans-Atlantic Retroperitoneal Sarcoma Working Group（TARPSWG）による485例の後腹膜神経鞘腫に関する後方視的解析では，41%が早期に腫瘍摘除を受け，51.1%が定期的な画像フォローされていた[11]．画像フォローとなった症例では，腫瘍体積は年間10.5%増大し，23.3%の症例では年間20%以上の増大傾向を示したが，最初の2年間の増大傾向によってその後の腫瘍サイズの変化予測が可能であったとされている．このことから，神経鞘腫の手術適応を検討する際は，「年間20%以上の腫瘍体積の増大傾向」というのが，一般的な外科的切除の適応基準と考えられている．ただし，神経鞘腫の場合，発生母地を考慮すると外科的切除による術後神経障害リスクがあり，主要神経が巻き込まれている場合は外科的切除の適応については

Rule 6　尿膜管癌は周囲脂肪を一塊に切除する意識が重要

　腹膜播種リスクがあり，注意深い剥離切離操作や術中観察が重要となる．また術野への尿のリークは播種リスクのもととなるため極力避けるべきである．血行性転移・リンパ行性転移以外に周囲浸潤による腹膜播種は重要な予後因子であり，手術の際は周囲脂肪組織を一塊に切除する意識が重要である．対して，臍から排膿をきたすような尿膜管膿瘍とは異なり，膀胱近傍に主に発生する尿膜管癌の場合，臍切除を完全に行うことの重要性は低いと思われる．MRIは，尿膜管周囲脂肪組織への浸潤の診断においてはある程度信頼性が高く，術前臨床病期診断のためにも撮影しておくことが推奨される．

1 STEP UP

開腹手術への備えを常に怠らない！

　巨大な後腹膜腫瘍切除においては開腹手術が主戦場となる．近年，腹腔鏡手術やロボット手術が泌尿器科腫瘍の定型手術の主流ではあるが，開腹での対応が必要な手術は今後も絶対になくならない．その場合に備えて，適切な場の展開，きっちりとした深部縫合・結紮技術，適材適所な器具・縫合糸の選択などができるように，手術チームとして備えを怠らないことが重要である．泌尿器科領域以外の腹部内臓の解剖学的な構造についても熟知しておく必要があり，他科の手術に参加したり，積極的に見学することも有用な方法である．

■文献
1) Wilkinson MJ, Martin JL, Khan AA, et al. Percutaneous core needle biopsy in retroperitoneal sarcomas does not influence local recurrence or overall survival. Ann Surg Oncol. 2015; 22: 853-8.
2) Berger-Richardson D, Burtenshaw SM, Ibrahim AM, et al. Early and late complications of percutaneous core needle biopsy of retroperitoneal tumors at two tertiary sarcoma centers. Ann Surg Oncol. 2019; 26: 4692-8.
3) 日本サルコーマ治療研究学会，日本癌治療学会．後腹膜肉腫診療ガイドライン．東京: 医学図書出版: 2021.
4) Bonvalot S, Rivoire M, Castaing M, et al. Primary retroperitoneal sarcomas: A multivariate analysis of surgical factors associated with local control. J Clin Oncol. 2009; 27:

31-7.
5) Tan MC, Brennan MF, Kuk D, et al. Histology-based classification predicts pattern of recurrence and improves risk stratification in primary retroperitoneal sarcoma. Ann Surg. 2016; 263: 593-600.
6) Pervaiz N, Colterjohn N, Farrokhyar F, et al. A systematic meta-analysis of randomized controlled trials of adjuvant chemotherapy for localized resectable soft-tissue sarcoma. Cancer. 2008; 113: 573-81.
7) Le Cesne A, Ouali M, Leahy MG, et al. Doxorubicin-based adjuvant chemotherapy in soft tissue sarcoma: pooled analysis of two STBSG-EORTC phase III clinical trials. Ann Oncol. 2014; 25: 2425-32.
8) Miura JT, Charlson J, Gamblin TC, et al. Impact of chemotherapy on survival in surgically resected retroperitoneal sarcoma. Eur J Surg Oncol. 2015; 41: 1386-92.
9) Park JO, Qin LX, Prete FP, et al. Predicting outcome by growth rate of locally recurrent retroperitoneal liposarcoma: the one centimeter per month rule. Ann Surg. 2009; 250: 977-82.
10) Ikoma N, Roland CL, Torres KE, et al. Salvage surgery for recurrent retroperitoneal well-differentiated liposarcoma: early reoperation may not provide benefit. Ann Surg Oncol. 2018; 25: 2193-200.
11) Transatlantic Australasian Retroperitoneal Sarcoma Working G. Intercontinental collaborative experience with abdominal, retroperitoneal and pelvic schwannomas. Br J Surg. 2020; 107: 452-63.

2章 疾患各論

12 尿路結石症
――診断・薬物療法・手術・予防など

名古屋市立大学大学院医学研究科 腎・泌尿器科学分野 助教　海野　怜
名古屋市立大学大学院医学研究科 腎・泌尿器科学分野 教授　安井孝周

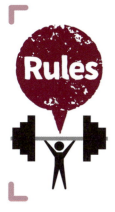

1. 尿路結石患者には既往・内服・家族歴を聴取する
2. 尿潜血・血尿を認めない尿路結石症例もある
3. 溶解療法が可能な尿路結石もある
4. 症例に合わせて外科的治療を適切に選択する
5. 内視鏡破砕術後の尿管狭窄は難治性である
6. 尿路結石を発症する薬剤の確認を確実に行う
7. 結石成分ごとに再発予防を考える

Rule 1　尿路結石患者には既往・内服・家族歴を聴取する

　内科や救急外来など一般的な臨床で診察する結石患者は，20～50歳代の男性に多い．それらの結石成分はシュウ酸カルシウムが大部分を占める．しかしながら，尿pHの上昇が原因となるリン酸カルシウムや，リン酸マグネシウムアンモニウムなどの感染結石は高齢者に多く見られる．さらに，幼児や小児において尿路結石を認める場合は，常染色潜性遺伝をするシスチン結石を念頭に置き，既往歴や家族歴，内服などを十分に確認する必要がある．

Rule 2　尿潜血・血尿を認めない尿路結石症例もある

　尿路結石の疼痛発作時には大半に尿潜血陽性所見や尿中赤血球の存在を認める．しかし，尿管に結石が嵌頓することにより，尿管が完全閉塞している場合や，長期間結石が介在する場合，尿検査に所見が現れない場合があるので，尿潜血・肉眼的／顕微鏡的血尿がないからといって結石の存在を否定することはできない．そのた

め，CT を中心とした画像検査を結石が疑われる患者には積極的に行う．

Rule 3　溶解療法が可能な尿路結石もある

　近年，CT 検査の増加により尿路結石の同定が容易になっている．しかし，経過観察時の頻回の CT の使用は現実的ではなく，結石の同定に対する腹部 X 線（KUB）の役割は大きい．その中で KUB のみでは，X 線陰性結石の存在の確認が非常に難しいことに注意が必要である．高尿酸血症で治療中の患者，シスチン結石の家族歴のある患者では尿酸結石やシスチン結石の可能性が高い．これらの患者では，24 時間蓄尿検査や尿中アミノ酸分析をすることで，結石成分の予測が可能となり，結石の溶解療法が勧められる．以下に尿酸結石，シスチン結石の溶解療法を挙げる．

・尿酸結石に対するアルカリ化療法
　　　　　　　　ウラリット®配合錠　1 回 2～4 錠　1 日 3 回　毎食後
・シスチン結石の合成阻害薬
　　　　　　　　チオラ®（100mg）　1 回 1～5 錠　1 日 4 回　毎食後・就寝前

Rule 4　症例に合わせて外科的治療を適切に選択する

　近年尿路結石に対する外科的治療は，内視鏡やレーザー，さまざまなデバイスの開発により，体外衝撃波結石破砕に経尿道的腎尿管破砕や経皮的腎尿管破砕の割合が著明に高くなってきている．これら内視鏡による外科的治療は，高い治療成績やより合併症が少なくなってきているという様々な論文や報告などにより，多くの施設で導入され国内においても高い治療成績が報告されている．しかし，近年大規模なレジストリデータを用いた報告から，経尿道的腎尿管砕石術における結石消失率がこれまでに報告されたデータより低い（腎結石：49.6％，尿管結石 72.7％）と報告された[1]．

　その原因として，4mm 以下の結石は自然排石する可能性が高いため，一般的に術者は 4mm より大きな残石がない場合は，stone-free と定義することが多い．しかしながら，結石の介在場所によっては微小結石でも排石する可能性が低く，結果としてこれらの残石を核として結石が成長することもある．そのため完全な結石の破砕・回収が求められる．

　また，確実な砕石を好む泌尿器科医の特性から，内視鏡による手術治療が増えて

いると考えられる.
　前述したように，①結石によっては自然排石が可能なこと，②一部の結石は溶解することが可能であること，また③体外衝撃波破砕術も効果が高いことなどを十分に考慮した上で，患者の希望も踏まえ，適切な治療選択が求められる.

内視鏡破砕術後の尿管狭窄は難治性である

　多くの泌尿器科医が積極的に内視鏡を用いた外科的治療を選択する一方で，適切な治療選択や，デバイスの選択を誤ると，予期せぬ合併症をもたらすことがある．また，不用意な操作による尿管損傷や結石介在部における微小結石の残存，尿管アクセスシースにより尿管の虚血は，結果として術後の尿管狭窄をもたらすことがある．さらに，長期嵌頓結石は外科的治療後も，尿管周囲の浮腫・虚血などが改善せず，同部位の狭窄が生じることがある．これら可能性を患者にしっかり説明し，理解・同意を得た上で治療を選択する必要がある．

尿路結石を発症する薬剤の確認を確実に行う

　尿路結石を有する患者は，結石以外にも他の疾患を有する場合が多い．また，サプリメントの使用やそれら疾患に対して，投薬されていることが多い．一部のサプリメントや薬剤は結石形成の原因となる場合があり，それらの場合は処方先に確認の上，可能な場合は薬剤の中止が望ましい．［表1］に結石形成の原因となる薬剤の一例を挙げる．

結石成分ごとに再発予防を考える

　結石患者の50％は5年以内に再発する．そのため結石成分や24時間蓄尿検査を積極的に行い，結石成分ごとに再発予防を考えることが重要である．以下に再発予防の治療フローチャートを示す［図1］．

[表1] 尿路結石の原因となる薬剤

一般名(商品名)	プロベネシド (ベネシッド®)	ベンズブロマロン (ユリノーム®)	アセタゾラミド(ダイアモックス®)
適応症	痛風,高尿酸血症		緑内障,てんかん,メニエール病など
作用	尿酸排泄促進		炭酸脱水酵素の抑制による利尿作用
結石成分	尿酸結石		リン酸カルシウム結石
機序	尿中の尿酸排泄増加により尿酸結石を形成		尿中カルシウムやリン,尿pHを増加させ,リン酸カルシウム結石を形成

一般名(商品名)	グルココルチコイド (プレドニン®)	活性型ビタミンD_3 (ロカルトロール®)	カルシウム製剤 (乳酸カルシウム)
適応症	膠原病,副腎不全,前立腺癌など	骨粗鬆症など	低カルシウム血症など
作用	抗炎症,抗免疫作用など	腸管や腎臓でカルシウムの吸収を促進し,血中カルシウム値を上昇	カルシウム補充
結石成分	カルシウム含有結石	カルシウム含有結石	カルシウム含有結石
機序	尿中へのカルシウム排泄を増加の増加により,カルシウム含有結石を形成		

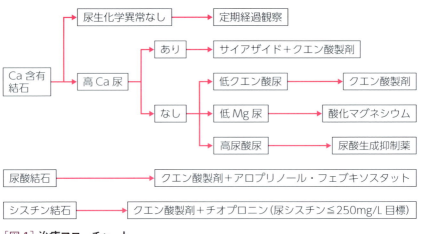

[図1] 治療フローチャート

12. 尿路結石症

9 カ月 男児
診断：左上部尿管結石（U1 13mm 大）
既往・家族歴：父方の家系に結石の既往
内服：なし
出生・成長：特記事項なし

　発熱あり，近医で急性上気道炎が疑われ保存的治療も全身状態悪化し総合病院紹介．尿路感染が疑われ，抗菌薬の点滴治療も改善せず．CT を撮影したところ，左上部尿管に 13mm 大の嵌頓結石を認め結石性腎盂腎炎の診断で当院紹介．緊急で腎瘻造設を行い，消炎．待機的に経皮・経尿道的砕石術を行い，結石を全て破砕回収した．結石分析はシスチン結石，尿のアミノ酸分析でも高シスチン尿を認めた．術後クエン酸製剤・チオプラニン内服を継続し，2 年再発を認めない．
→小児の尿路結石症例では，家族歴などを含めた問診，尿アミノ酸分析によりシスチン尿症・結石の診断がつくことがある．

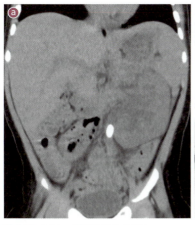 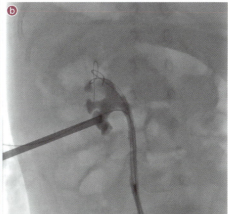

［図 2］小児の尿路結石（CT）
ⓐ 左上部尿管に CT で 13mm 大の結石を認めた
ⓑ 経皮・経尿道的内視鏡アプローチにて結石を破砕・回収した

1 STEP UP

尿路結石に対する新たな薬物療法

　尿路結石の治療において，近年様々な再発予防法の可能性が基礎・臨床レベルで明らかになってきている．クエン酸製剤には，微小カルシウム含有結石に対する溶解効果が報告された[2]．また，カルシウム含有結石とカルシウムやリン，ビタミンDの代謝異常の関連が明らかにされている[3]．骨密度の低いコホートでは，尿路結石発症のリスクが上がり，尿路結石患者では骨折や，骨粗鬆症の割合が多いと考えられている．そこで，骨粗鬆症薬であるビスフォスフォネートを使用することで，結石発症の相対リスクが減ることがわかってきており，尿路結石予防薬としての可能性が考えられる．

　さらに感染結石に対しては，L-メチオニン・フィチンを含む栄養補助食品による尿を酸性化し形成を抑制する効果や，シスチン結石に対してはα-リポ酸による抑制効果など，サプリメントによる結石抑制効果が期待できる．

　基礎研究からは，結石内にわずかに含まれる有機物質であるオステオポンチンの関与や，マクロファージなどの炎症細胞の関与，細胞保護作用を示すオートファジーが結石形成に関わることが明らかになっている．今後の臨床応用が期待される[4]．

■文献
1) Kim HJ, Dajghault-Newton S, DiBianco JM, et al. Michigan Urological Surgery Improvement Collaborative. Real-world practice stone-free rates after ureteroscopy: variation and outcomes in a surgical collaborative. Eur Urol Focus. 2023; 9: 773-80.
2) Unno R, Taguchi K, Okada A, et al. Potassium-sodium citrate prevents the development of renal microcalculi into symptomatic stones in calcium stone-forming patients. Int J Urol. 2017; 24: 75-81.
3) Taguchi K, Yasui T, Millnen DS, et al. A systematic review of the literature and causal network analysis. Eur Urol Focus. 2017; 1: 72-81.
4) Unno R, Kawabata T, Taguchi K, et al. Deregulated MTOR (mechanistic target of rapamycin kinase) is responsible for autophagy defects exacerbating kidney stone development. Autophagy. 2020; 16: 709-23.

2章 ▶ 疾患各論

13 ▶ 尿路・性器感染症
── 単純性か複雑性か，軽症か重症か，を鋭く見極める

川西市立総合医療センター 泌尿器科 部長　東郷容和
兵庫医科大学医学部医学科 泌尿器科学教室 主任教授　山本新吾

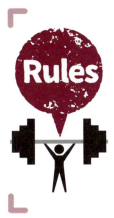

1 ▶ 単純性膀胱炎こそ患者背景が大切
2 ▶ 複雑性腎盂腎炎を見逃さない
3 ▶ 難治性前立腺炎？　実は前立腺膿瘍が発症しているかも
4 ▶ 無症候性細菌尿に抗菌薬投与はご法度
5 ▶ 陰嚢皮膚の発赤？　表皮の変化が軽度でもフルニエ壊疽を疑ってCT撮影

Rule 1　単純性膀胱炎こそ患者背景が大切

　急性単純性膀胱炎は尿路感染症を引き起こしやすい合併症（神経因性膀胱，尿路結石，糖尿病など）を認めない健常な女性に発症する下部尿路感染症である．細菌尿，膿尿とともに頻尿，排尿痛，尿混濁，残尿感，膀胱部不快感などの症状を認めるが，発熱は伴わない．分離菌の多くを腸内細菌科細菌であるグラム陰性桿菌が占める．

　閉経前女性ではグラム陽性球菌の分離頻度は約20～30％と高い[1,2]．JAID/JSC感染症治療ガイド2019ではグラム陽性球菌の多くはセフェム系抗菌薬が無効であること，閉経前女性では大腸菌を含むグラム陰性桿菌のキノロン耐性率が低いことから原因菌が不明である場合にはキノロン系抗菌薬を投与して良いとされていた[3]．しかし，直近のサーベイランスでキノロン耐性率が10％前後に急激に上昇してきていることから[1,2]，JAID/JSC感染症治療ガイド2023ではキノロン系抗菌薬を第一選択に使用することは禁止されている[4]．

　閉経後女性では分離菌におけるグラム陽性球菌の頻度が10％未満と低く，グラム

陰性桿菌が約90％を占める[1,2]．以前より閉経前女性に比較して薬剤耐性率が高いことが知られていたが，過去10年の間に大腸菌におけるキノロン耐性率は17.6％から約32.1％に，ESBL産生菌は6.8％から15.4％に増加している[1,2]．閉経後女性では，エストロゲンの低下による腟内常在菌の減少，免疫力の低下，軽度の残尿など通常の検査では検出できないわずかな異常によって再発性膀胱炎を繰り返し，過去に複数回抗菌薬投与を受けて多剤耐性菌が定着していることも少なくない．このような症例では，単純性膀胱炎と一見判断されるようでも抗菌薬投与による治療開始と同時に尿培養・薬剤感受性試験を提出しておくとよい．

　急性単純性膀胱炎のなかでも患者年齢や背景，病歴によって原因菌や薬剤耐性率，再発率および治癒率が異なる可能性があることを考慮しつつ，適正な抗菌薬を選択する必要がある．JAID/JSC感染症治療ガイド2023では尿検査（尿沈渣の鏡検，フローサイトメトリーなど）により原因菌の形態を判別して抗菌薬を選択することを推奨している[4]［表1］．

［表1］急性単純性膀胱炎に推奨される抗菌薬

第一選択，または原因菌が不明である場合
- CVA/AMPC 経口 1 回（AMPCとして）250 mg・1 日 3 回・7 日間

CVA/AMPCに感受性がないグラム陽性球菌が疑われるか検出されている場合
- LVFX 経口 1 回 500mg・1 日 1 回・3 日間
- CPFX 経口 1 回 200mg・1 日 2〜3 回・3 日間
- TFLX 経口 1 回 150mg・1 日 2 回・3 日間

ESBL非産生グラム陰性桿菌が疑われるか検出されている場合
- CCL 経口 1 回 250mg・1 日 3 回・7 日間
- CFDN 経口 1 回 100mg・1 日 3 回・5〜7 日間
- CFPN-PI 経口 1 回 100mg・1 日 3 回・5〜7 日間
- CDTR-PI 経口 1 回 100mg・1 日 3 回・3〜7 日間[1]
- CPDX-PR 経口 1 回 100mg・1 日 2 回・3〜7 日間[1]

ESBL産生の *E.coli* 等に対する definitive therapy
- FOM 経口 1 回 1g・1 日 3 回・2 日間
- FRPM 経口 1 回 200mg・1 日 3 回・7 日間

CVA/AMPC: clavulanate/amoxicillin, LVFX: levofloxacin, CPFX: ciprofloxacin,
TFLX: tosufloxacin, CCL: cefaclor, CFDN: cefdinir,
CFPN-PI: cefcapene pivoxil hydrochloride
CDTR-PI: cefditoren pivoxil, CPDX-PR: cefpodoxime proxetil,
FOM: fosfomycin calcium, FRPM: faropenem sodium
3日間投与での臨床効果が報告されているが，細菌学的評価を確認することが望ましい．
(JAID/JSC感染症治療ガイド・ガイドライン作成委員会，編．JAID/JSC感染症治療ガイド2023．日本感染症学会・日本化学療法学会．2023; p.281[4])

Rule 2　複雑性腎盂腎炎を見逃さない

　急性単純性腎盂腎炎は抗菌薬治療のみで治癒が得られることが多い．一方で，全身もしくは尿路に基礎疾患を有する複雑性腎盂腎炎は抗菌薬のみでは改善が得られない症例も数多く経験する．複雑性腎盂腎炎は単純性と比較して，重症化リスクが高いことから，腎盂腎炎の治療を開始する前には，単純性か複雑性かを判別するための画像診断を必ず行う必要がある．

　まずは簡便な超音波検査にて水腎症や尿閉の有無を確認し，尿路の停滞があるようなら CT 検査が有効である．尿路性敗血症は時に致命的となり，さらに敗血症に播種性血管内凝固症候群（disseminated intravascular coagulation：DIC）が合併する頻度は 25～50%[5] と高く，重症敗血症における DIC 合併症例の死亡率は非合併症例の約 2 倍であるといわれている[6] ことからも，敗血症の診断とともに DIC 合併の有無を同時に確認することも重要である．敗血症の診断には簡素化された quick SOFA（qSOFA）の 3 項目の内，2 項目以上であれば敗血症を疑い [表 2]，SOFA スコアで再評価する．SOFA スコアが合計 2 点以上の急上昇で敗血症と診断する．

　さらに感染症に合併した DIC の診断には，急性期 DIC 診断基準が簡便で有用である（詳しくは，日本救急医学会誌. 2007; 18: 237-72 を参照のこと）．

　治療法は，尿路ドレナージ術，抗菌薬や DIC 治療薬などの薬物治療である．上部尿路結石に伴う閉塞性腎盂腎炎において，尿路ドレナージを行うことは極めて重要である．早期ドレナージにより入院期間を有意に短縮した報告もされている[7] ことから，尿路ドレナージ術は治療早期の段階で検討されるべきである．気腫性腎盂腎炎は，腎盂および腎実質や腎周囲にガスを産生する重篤な急性壊死性感染であり，さらに予後不良な疾患である．ガスの広がりによる重症度分類の評価は治療法を決定する際にも重要である．急速に進行する病態であることを考慮すると，タイミングを逸することなくドレナージを行う必要がある．また高率に糖尿病を合併するこ

[表 2] quick SOFA score

項目	点数
意識変容	1 点
呼吸数 ≧ 22 回 / 分	1 点
収縮期血圧 ≦ 100mmHg	1 点

上記 2 点以上で敗血症の疑い
(Seymour CW, et al. JAMA. 2016; 315: 762-74)

とから，厳重な血糖管理も必要である．抗菌薬は，推定される原因菌や耐性菌の可能性を考慮し，さらに重症度を加味して選択する必要があり，尿培養/血液培養などの提出後，速やかに開始する．敗血症性 DIC に対して，アンチトロンビン製剤およびリコンビナント・トロンボモジュリン製剤やアンチトロンビン製剤の投与が推奨されている[8]．

Rule 3　難治性前立腺炎？　実は前立腺膿瘍が発症しているかも

急性細菌性前立腺炎は抗菌薬で軽快することが大半である［表3］．ただ，抗菌薬

［表3］急性細菌性前立腺炎に推奨される抗菌薬

軽症，中等症の病態（38℃以下の発熱，重症感がない，比較的軽微な臨床症状）

第一選択
- LVFX 経口 1 回 500mg・1 日 1 回・14 日間
- CPFX 経口 1 回 200mg・1 日 3 回・14 日間[1]
- TFLX 経口 1 回 150mg・1 日 3 回・14 日間
- STFX[†] 経口 1 回 100mg・1 日 2 回・14 日間

第二選択
- SBTPC[†] 経口 1 回 375mg・1 日 3 回・14〜28 日間
- ST 合剤[†] 経口 1 回 2g（トリメトプリムとして 160mg）・1 日 2 回・14 日間

Extended-spectrum β-lactamase（ESBL）産生の *E.coli* 等に対する definitive therapy
- FOM[†] 経口 1 回 1g・1 日 3 回
- FRPM 経口 1 回 200〜300mg・1 日 3 回

重症の病態（38℃以上の発熱，重症感があるもの，尿閉例）

第一選択
- CTM 点滴静注 1 回 1〜2g・1 日 3〜4 回[†]・3〜7 日間（添付文書最大 4g/日）[1]
- CAZ 点滴静注 1 回 1〜2g・1 日 3 回[†]・3〜7 日間（添付文書最大 4g/日）[1]
- FMOX 点滴静注 1 回 1〜2g・1 日 3 回[†]・3〜7 日間（添付文書最大 4g/日）[1]

第二選択
- TAZ/PIPC[†] 点滴静注 1 回 4.5g・1 日 3 回・3〜7 日間
- PZFX 点滴静注 1 回 500mg・1 日 2 回・3〜7 日間[1]
- LVFX 点滴静注 1 回 500mg・1 日 1 回・3〜7 日間

† 保険適用外　1）*Chlamydia* 属には適応なし．
LVFX: levofloxacin, CPFX: ciprofloxacin, TFLX: tosufloxacin, STFX: sitafloxacin,
SBTPC: sultamicillin tosilate, FOM: fosfomycin calcium, FRPM: faropenem sodium,
CTM: Cefotiam, CAZ: Ceftazidime
FMOX: flomoxef sodium, TAZ/PIPC: tazobactam/piperacillin,
PZFX: pazufloxacin mesilate, LVFX: levofloxacin.
（日本感染症学会・日本化学療法学会. JAID/JSC 感染症治療ガイド・ガイドライン作成委員会，編. JAID/JSC 感染症治療ガイド 2023. 2023; p.305-6）

13. 尿路・性器感染症

のみでは治癒しない症例も経験する．急性細菌性前立腺炎の約 5〜10％が前立腺膿瘍に移行する[9]といわれていることからも，決して珍しい疾患ではない．本邦報告例 65 例をまとめた結果，4 例（6.2％）の死亡報告例を認めている[10]ことからも，重篤化する可能性があることは念頭におくべきである．

臨床症状は急性前立腺炎に類似するが，自覚症状が乏しく発見が遅れるときもある．抗菌薬治療開始後，解熱傾向が得られない症例に対しては前立腺膿瘍の可能性を念頭にした画像検査が必要となる．直腸診で前立腺部の波動を触れることがあるが，膿瘍が内腺領域に限局する場合やサイズが小さい場合には触知しないことも多い．画像診断として，経直腸超音波（transrectal ultrasonography：TRUS）が有用な方法であり，TRUS による前立腺内の血流を伴わない低エコー領域の確認で診断可能である．しかし，サイズが小さい場合には診断が困難であることから，造影 CT による膿瘍辺縁が造影される低エコー領域を認めることで診断することが主流である．また，前立腺膿瘍症例の 29.2％に他臓器にも膿瘍の合併が認められた報告もされており[10]，造影 CT 時には他臓器膿瘍の合併の有無も鑑別しておく必要がある．

サイズが小さい場合は抗菌治療継続で軽快するケースもあるが，解熱が得られず，炎症反応の遷延〜上昇がある症例に対しては，膿瘍のドレナージを行う必要がある．ドレナージ法は経会陰式アプローチや経尿道的アプローチ法があるが，簡易に施行可能な経会陰式アプローチを第一に考える．

症例 1

67 歳　男性

診断：前立腺膿瘍

現病歴：発熱と頻尿を主訴に来院．初診時バイタル：BT 38.3℃，BP 132/92mmHg，HR 125 回 / 分，RR 18 回 / 分．採血：WBC 19700，CRP 1.96，Plt 164 × 10^3/μL．検尿：WBC > 100/HPF，RBC 10-19/HPF．直腸診：前立腺部の熱感と著明な圧痛あり．急性細菌性前立腺炎の診断で抗菌薬（CMZ）開始．徐々に解熱傾向と炎症データ改善を認めたが，第 5 病日に突如 39.2℃の発熱あり．前立腺膿瘍を疑い造影 CT 施行し［図 1］，前立腺右葉に前立腺膿瘍を疑う所見あり．同日，経直腸超音波ガイド下の穿刺ドレナージ（18G 穿刺針，経会陰式アプローチ）を施行［図 2］．灰白色の膿汁を回収，膿瘍内腔の虚脱を確認［図 3］し処置終了．翌日には 36℃台へ解熱，以後再発を認めていない．

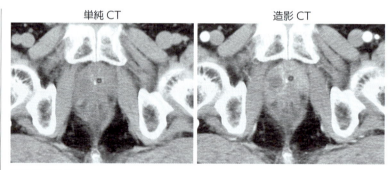

［図1］CT 画像
単純 CT では不明瞭だが，造影 CT では前立腺右葉に辺縁が造影された前立腺膿瘍を認めた

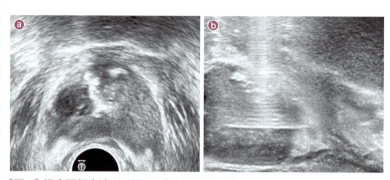

［図2］経直腸超音波ガイド下の穿刺ドレナージ
ⓐ TRUS にて前立腺右葉に低エコー領域を認めた　ⓑ TRUS ガイド下にて穿刺ドレナージを行った

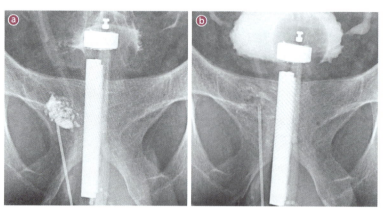

［図3］X 線透視画像
ⓐ造影された膿瘍腔　ⓑ膿瘍内腔の虚脱を確認

13. 尿路・性器感染症

 無症候性細菌尿に抗菌薬投与はご法度

　無症候性細菌尿とは，症状のない患者において清潔操作で採取した尿検体による尿培養検査が 10^5CFU/mL 以上（女性は連続2回，男性は1回）の細菌増殖を示すことと定義されている[11]．そのため尿沈渣での細菌（＋）で診断することではないことに注意が必要である．

　このような無症候性細菌尿は，健康な閉経前女性では1〜5%に発生するとされ，健康な高齢女性および男性では4〜19%，糖尿病患者では0.7〜27%，妊婦では2〜10%，施設に入っている高齢者では15〜50%，脊髄損傷患者では23〜89%で認めるといわれている[11]．

　無症候性細菌尿患者に抗菌薬投与を行っても尿中の細菌を根絶することは困難であり，抗菌薬の副作用を被るばかりでなく，抗菌薬の投与により腸内細菌叢のバランスを乱し，免疫力低下をもたらす可能性がある．さらには，抗菌薬曝露により細菌の抗菌薬耐性化に拍車をかけることになる．このような背景から，無症候性細菌尿患者に対して，抗菌薬の投与は推奨されておらず，"避けるべきである"や"投与してはいけない"という強い否定の意味合いであるとして理解すべきである．にもかかわらず，市中や院内において，症状のない膿尿もしくは細菌尿の患者に対して，安易に抗菌薬が使用され，漫然とした不適切な使用をいまだに目の当たりにするのが現状であることは，大変嘆かわしい．

　一方で，無症候性細菌尿に対して抗菌薬を投与すべき症例も存在する．それは妊婦と尿路内視鏡処置前の患者である．妊婦は無症候性細菌尿から腎盂腎炎を発症するリスクが非妊娠女性の20〜30倍高くなる[12]ことや抗菌薬投与により腎盂腎炎の発症リスクを20〜35%から1〜4%に減らすことが報告されている．そのため妊婦の無症候性細菌尿に対して腎盂腎炎発症リスクを低減させる[13]ためにも抗菌薬投与が推奨されている．ただ，抗菌薬の選択には注意をはらう必要があり，胎児への影響が懸念されているニューキノロン系薬やテトラサイクリン系薬の使用は原則控えるべきであり，セフェム系やペニシリン系などのβ-ラクタム系薬を第一選択薬として使用する．投与期間は短期使用（2〜7日）が推奨されている[11]．

　さらに，尿路内視鏡処置前においても無症候性細菌尿に対し抗菌薬の投与が推奨されている．2件のRCT[14, 15]をまとめたメタアナリシスでは，抗菌薬治療は無治療に比べて術後症候性尿路感染症の数を有意に減少させた（平均RR 0.20, 95% CI 0.05-0.86, n = 167）．さらに術後の発熱と敗血症の発生率も，2つのRCTにおい

て無治療に比べて抗菌薬治療の方が有意に低かった．そのため，尿路内視鏡処置前には尿培養検査を必ず行い，細菌尿を認めるか否かを術前から把握しておく必要がある．抗菌薬の選択は薬剤感受性の結果によって決められるべきであるが，抗菌薬の至適投与期間は明らかではなく，今後の課題である．

くりかえすが，妊婦や尿路内視鏡処置前の患者を除き，無症候性細菌尿に対する抗菌薬の使用は，効果が乏しく無効であるばかりか抗菌薬の薬剤耐性化を助長することを十分認識し，不必要な抗菌薬投与は行ってはいけないことを肝に銘じておく必要がある．また，尿道カテーテル留置症例の無症候性細菌尿に対しても，抗菌薬投与を行うべきではなく，カテーテル関連尿路感染症の予防のための抗菌薬投与も行うべきではないことが強く推奨されている[11]．

Rule 5　陰囊皮膚の発赤？　表皮の変化が軽度でもフルニエ壊疽を疑ってCT撮影

フルニエ壊疽（Fournier's gangrene：FG）は，陰囊や会陰部から起こり，陰茎や腹壁に急速に拡大していく重篤な壊死性軟部組織感染症である．危険因子は糖尿病，外傷，嵌頓包茎，直腸や肛門周囲感染などがあげられており，SGLT2阻害剤はFG発症の関与が示唆されている．しかし，危険因子を認めない健常者にも発症するともいわれている．

最も有用な画像診断法は，感染病巣の広がりを判断できるCT検査である．皮膚病変のみでは蜂窩織炎と鑑別が困難であることや緊急性が高く予後不良な疾患であることから，診断目的もしくは除外診断目的にもCT検査をルーチンとすべきである．また，壊死性筋膜炎とその他の軟部組織感染との早期鑑別のためにThe Laboratory Risk Indicator for Necrotizing Fasciitis（LRINEC）スコア［表5］が提唱されている．LRINECスコアのカットオフを6とした場合，壊死性筋膜炎診断の感度90％，特異度97％であったことから，同スコアが壊死性筋膜炎の補助診断ツールとして有用と考えられている[16]．

治療法は，即時の外科的デブリードマンと広域スペクトラム系抗菌薬の投与である．特に重要であることは，入院から手術まで24時間以内に外科的デブリードマンを行うことが生命予後を改善することからも，診断後速やかに広範囲な外科的デブリードメントを行うことが推奨されている[11]．さらに近年，手術までの時間をさらに短縮することで死亡率が減少したことが報告されており，手術までの時間が6時間以内と6時間以上とで死亡率を比較した結果，死亡率がそれぞれ7.5％と17％で

[表5] The Laboratory Risk Indicator for Necrotizing Fasciitis (LRINEC) scoring system

危険因子		Points
CRP (mg/dL)	≧ 15.0	4
	< 15.0	0
WBC (/μL)	> 25000	2
	15000〜25000	1
	< 15000	0
Hb (g/dL)	< 11.0	2
	11.0〜13.5	1
	> 13.5	0
Na (mEq/L)	< 135	2
	≧ 135	0
Cre (mg/dL)	> 1.59	2
	≦ 1.59	0
Glu (mg/dL)	> 180	1
	≦ 180	0

あったことから，即時の緊急手術が生存率を改善させた報告がされている[17]．そのため，より早い外科的介入が必要であることから，緊急性の極めて高い疾患である認識が必要である．抗菌薬の選択には，*E.coli* や *K.pneumoniae* などの腸内細菌や嫌気性菌による複数菌の混合感染が多いことや薬剤耐性菌を考慮し，カルバペネム系薬剤広域抗菌薬に加え，外毒素を産生することで組織の壊死を進行させる A 群溶連菌をカバーするため，蛋白（毒素）合成阻害薬であるクリンダマイシンを追加することが推奨されており，最大量の投与が必要である[4]．

1 STEP UP

難治性尿路感染症？　尿路結核・上皮内癌をいつも頭の片隅に

　難治性尿路感染症として，いく種類もの抗菌薬を繰り返し投与してもなかなか膿尿が消失せず頻尿・排尿痛などの症状も軽快しない場合には，尿路結核または膀胱上皮内癌を疑ってみることが必要である．尿路結核や膀胱上皮内癌では尿培養を繰り返し提出しても細菌尿が証明できないことが特徴であり，なかには膿尿を伴わない症例も多くある[18]．結核性膀胱炎の診断には尿 PCR が，膀胱上皮内癌の診断には尿細胞診が有用である．特に膀胱鏡は尿路結核，膀胱上皮内癌のいずれの診断にも有用であるとされており[19]，膀胱炎または過活動膀胱を模した病態で薬物治療に抵抗性を示す症例では積極的に膀胱鏡を施行すべきである．

■ 文献

1) Wada K, Yokoyama T, Uno S, et al. Nationwide surveillance of bacterial pathogens isolated from patients with acute uncomplicated cystitis in 2018: Conducted by the Japanese Research Group for Urinary Tract Infections（JRGU）. J Infect Chemother. 2021; 27: 1169-80.
2) 2020年三学会合同抗菌薬感受性サーベイランス論文（現在執筆中）
3) 日本感染症学会・日本化学療法学会. JAID/JSC 感染症治療ガイド・ガイドライン作成委員会, 編. XI 尿路・性器感染症 尿路感染症 A-1 膀胱炎: JAID/JSC 感染症治療ガイド 2019. 2019. p.202-5.
4) 日本感染症学会・日本化学療法学会. JAID/JSC 感染症治療ガイド・ガイドライン作成委員会, 編. XI 尿路・性器感染症 尿路感染症 A-1 膀胱炎: JAID/JSC 感染症治療ガイド 2023. 2023. p.280-7.
5) 射場敏明, 齋藤大蔵. 敗血症性 DIC に関する概念変化と診療の進歩. 日救急会誌. 2011; 22: 37-45.
6) Ogura H, Gando S, Saitoh D, et al. Epidemiology of severe sepsis in Japanese intensive care units: A prospective multicenter study. J Infect Chemother. 2014; 20: 157-62.
7) Hamasuna R, Takahashi S, Nagae H, et al. Obstructive pyelonephritis as a result of urolithiasis in Japan. Diagnosis. treatment and prognosis. Int J Urol. 2015; 22: 294-300.
8) 江木盛時, 小倉裕司, 矢田部智昭, 他. 日本版敗血症診療ガイドライン 2020. 日救急医会誌. 2021; 32: S1-S411.
9) Schaeffer AJ, Nicolle LE, CLINICAL PRACTICE. Urinary tract infections in older men. N Engl J Med. 2016; 374: 562-71.
10) 東郷容和, 山本新吾. 男性性器感染症の診断と治療. 日化療会誌. 2020; 68: 143-54.
11) Bonkat G, Bartoletti R, Bruyère F, et al. EAU guidelines on urological infections, Eur Assoc Urol. 2023.
12) Nicolle LE, Bradley S, Colgan R, et al. Infectious diseases society of America guidelines for the diagnosis and treatment of asymptomatic bacteriuria in adults. Clin Infect Dis. 2005; 40: 643-54.
13) Smaill F. Antibiotics for asymptomatic bacteriuria in pregnancy. Cochrane Database Syst Rev. 2001; 2: CD000490.
14) Grabe M, Forsgren A, Hellsten S. The effect of a short antibiotic course in transurethral prostatic resection. Scand J Urol Nephrol. 1984; 18: 37-42.
15) Grabe M, Forsgren A, Björk T, Hellsten S. Controlled trial of a short and a prolonged course with ciprofloxacin in patients undergoing transurethral prostatic surgery. Eur J Clin Microbiol. 1987; 6: 11-7.
16) Wong CH, Khin LW, Heng KS, et al. The LRINEC（Laboratory Risk Indicator for Necrotizing Fasciitis）score: A tool for distinguishing necrotizing fasciitis from other soft tissue infections. Crit Care Med. 2004; 32: 1535-1.
17) Hadeed GJ, Smith J, O'Keeffe T, et al. Early surgical intervention and its impact on patients presenting with necrotizing soft tissue infections: A single academic center experience. J Emerg Trauma Shock. 2016; 9: 22-7.
18) Ponnayyan NK, Ganapath AS, Ganapathy V. Spectrum of tuberculosis in urology: Case series and review of the literature. Urol Ann. 2020; 12: 107-11.
19) Tachibana M, Tsubouchi K, Fukuhara Y, et al. Factors related to overactive bladder-like symptoms in bladder cancer. Anticancer Res. 2023; 43: 3607-13.

2章 疾患各論

14 性感染症
――疑ったらすぐ検査，パートナーまでケアできる余裕をもつ

島根大学医学部 泌尿器科学講座 教授　和田耕一郎

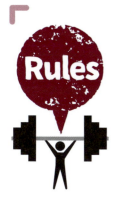

Rules

1. 男性の排尿痛は年齢にかかわらず性感染症も鑑別に
2. 尿道炎を疑ったら淋菌・クラミジアに加えマイコプラズマの検査も
3. マイコプラズマによる尿道炎は，必ず治癒判定を
4. 陰部の病変（硬結・びらん・潰瘍）は梅毒を念頭に
5. 梅毒検査の解釈は慎重に
6. 梅毒陽性例は肛門や咽頭病変の確認，HIV 検査を
7. 尖圭コンジローマやヘルペスの診療には正しい情報提供を

 Rule 1　男性の排尿痛は年齢にかかわらず性感染症も鑑別に

　男性の排尿痛で鑑別すべき疾患として，感染症，膀胱癌，膀胱・尿道結石などがある．感染症で一般的であるのは，大腸菌を中心とした一般細菌による尿路性器感染症と，尿道炎を含む性感染症である．尿路性器感染症は排尿障害を伴う中高年に多いが，性感染症は性的活動期にある男性はすべて可能性を考慮する必要がある．特に，1カ月以内に他者と性的接触を有する，尿道分泌物（膿）を伴う場合には，性感染症の可能性を考えるべきである．

　膀胱癌や結石の場合には尿沈渣で血尿を伴うことが多く，抗菌薬投与によっても改善しないことが特徴である．一方，尿道炎では血尿より膿尿（白血球尿）が中心であるが，中間尿では異常所見が認められないこともある．初診時の予診や問診票で性感染症の可能性を考えた場合には，初尿による尿沈渣を実施すべきである．

　パートナーがクラミジア（クラミジア・トラコマティス，*Chlamydia trachomatis*）

陽性である男性のうち，無症状かつ膿尿がない症例でもクラミジアが陽性となる患者もおり，感染機会の有無は重視すべき要素である．そのため，排尿痛を訴える患者では各種検査に加え，問診が非常に重要となることは言うまでもない．

Rule 2　尿道炎を疑ったら淋菌・クラミジアに加えマイコプラズマの検査も

　尿道炎を疑って検査を実施する場合，最も頻度の高い淋菌（*Neisseria gonorrhoeae*）とクラミジア（クラミジア・トラコマティス，*Chlamydia trachomatis*）の拡散増幅検査を実施することは広く定着している．その他に，マイコプラズマ（マイコプラズマ・ジェニタリウム，*Mycoplasma genitalium*），腟トリコモナス（*Trichomonas vaginalis*），インフルエンザ菌（*Haemophilus influenzae*），ヘルペスウイルスなど，多くの微生物が尿道炎の原因として報告されている[1]．そのうち，尿道炎の原因微生物として国際的にも認知されているのはマイコプラズマと腟トリコモナスであり，2022年には両者の拡散増幅検査が本邦でも保険適用となった．腟トリコモナスによる男性尿道炎は30年前の約1/30に減少している[2]が，マイコプラズマ・ジェニタリウムの抗菌薬感受性が急速に低下しており，後述するように多剤耐性株が国内外で増加している．そのため，単剤の抗菌薬投与による治療失敗例が増加しており，初診時の抗菌薬投与から計画的な治療を行っていく必要がある．それには，早期に淋クラ（淋菌とクラミジア・トラコマティス）を否定してマイコプラズマ性尿道炎と確定診断することが重要であり，可能であれば（地域の保険事情が許せば）初診時に拡散増幅検査を実施することが望ましい．マイコプラズマ・ジェニタリウムによる尿道炎の診断に関するフローチャートが日本性感染症学会のホームページに掲載[3]されており，臨床的な有用性は高い．

Rule 3　マイコプラズマによる尿道炎は，必ず治癒判定を

　性感染症クリニックを受診した尿中マイコプラズマ・ジェニタリウムが陽性の男性のうち，約30％は無症状であると報告されている[4]．その一方で，同菌と不妊や流早産との関連が指摘されており，陽性例に対しては治療を実施すべきである．マイコプラズマ・ジェニタリウムは細胞内寄生菌で，細胞壁をもたないためβラクタム系抗菌薬は無効である．有効な可能性がある抗菌薬としてテトラサイクリン系，マクロライド系，フルオロキノロン系抗菌薬がガイドラインにも収載されている[5]が，もともとテトラサイクリン系抗菌薬の感受性は比較的高くなかったことに加え，

近年特にマクロライド系とフルオロキノロン系抗菌薬の薬剤耐性が進行している[6]．耐性化のスピードは非常に早く，欧米や本邦のガイドラインが更新・改訂されるスピードを凌駕しているのが現状である．海外では複数の抗菌薬を併用，もしくは連続投与による治療成績が報告[7]されており，本邦でも治療に抵抗する難治例や抗菌薬の併用・連続投与に関する学会報告が散見される．

このような状況において，治療後の治癒判定（陰性確認）を目的とした拡散増幅検査は行われるべきであり，特に排尿痛や膿尿が残存する患者には陰性化するまで治療を継続する．

 陰部の病変（硬結・びらん・潰瘍）は梅毒を念頭に

梅毒は梅毒トレポネーマ（*Treponema pallidum*）という細菌を原因とする性感染症である．細菌が侵入した陰部の一時病変に硬結（初期硬結）や自潰したびらん・潰瘍（硬性下疳）を形成する一次病変（第一期梅毒）から，無治療でもいったん自然回復して全身に播種して皮膚や粘膜に病変を形成する二次病変（第二期梅毒）へと進行する．近年，梅毒は増加傾向にあり，2022年から年間1万人以上の届け出がなされている［図1］．また，梅毒は結核などとともに「偽装の達人」や「The great imitator（模倣の名人）」とも呼ばれており，視触診による診断が困難であることが珍しくない．

梅毒罹患者数の増加傾向や多彩な病変を考慮すると，陰部（外性器，会陰部や肛門周囲）に何らかの病変を認める場合にはその鑑別診断として梅毒を常に念頭にお

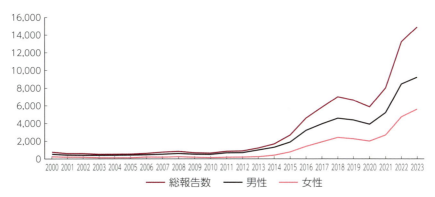

［図1］**梅毒の届出状況**
（国立感染症研究所「日本の梅毒症例の動向について」より作成）

いた診療を実施する必要がある．

Rule 5　梅毒検査の解釈は慎重に

　梅毒は感染機会（性行為歴）の有無と症状（皮膚・粘膜病変）で疑い，確定診断は血清を用いた2種類の抗原抗体反応で実施される．すなわち，抗原としてカルジオリピンを用いるRPR法とT. pallidumを抗原とするTP抗体法の陰性・陽性の組み合わせであり［表1］，測定方法は自動化法が推奨されている．陰性と陽性の組み合わせから感染の有無を判定するが，いずれの組み合わせにおいても，同検査のみでは完全な陰性と判定することはできず，感染機会の有無とその時期に関する情報が重要となる．梅毒の治療はアモキシシリンの4週投与が従来から実施されてきたが，2022年からペニシリン持続性筋注製剤（ステルイズ®）が保険適用となった．治療の効果判定には主にRPR法が用いられ，治療開始時の1/2以下で治癒と判定する．治療開始前にRPR法が陰性であった症例については，TP抗体の低下傾向を確認したのちに経過観察へ移行する[8]．

　現在でも，入院時や手術前のスクリーニング検査で梅毒の血清検査を実施している施設が少なくないと考えられるが，無症状でも血清反応が高値であれば潜伏梅毒として治療を必要とすることもある．潜伏梅毒は感染機会から時間がたつほど血清反応は高値となり，二次病変として再燃することもあるため注意が必要である．

［表1］梅毒診断における血清反応の解釈と方針
（日本性感染症学会．ガイドライン委員会：性感染症 診断・治療ガイドライン2020．日本性感染症学会，東京：診断と治療社，2020[5]，日本性感染症学会．梅毒診療の基本知識[8] より作成）

RPR	TPHA・TPLAなど	病態	方針
−	−	陰性もしくは超初期	症状あれば再検
−	+	既感染，もしくは超初期	機会あれば再検
+	−	偽陽性もしくは初期	可能性あれば再検
+	+	感染，もしくは治療中・後	治療もしくは再検

　梅毒陽性例は肛門や咽頭病変の確認，HIV検査を

　梅毒と診断した場合，症状があってRPR法とTP抗体が共に陽性である，あるいはRPR定量値が16倍相当（自動化法では16.0 R.U., 16.0 UもしくはSU/mL）以上であれば，7日以内に発生届を保健所に提出する必要がある．発生届には，感

14. 性感染症

染機会の内容（経膣性交かオーラルセックスか，異性か同性か）や，性風俗産業の従事・利用を問うような内容となっている．特に MSM（Men who have sex with men, 男性間性交渉者）においては，梅毒と診断されたら HIV 検査も実施することが推奨されている[5]．その際には肛門や咽頭病変も確認し，尖圭コンジローマの有無，尿道炎の原因となる淋菌やクラミジアなどの検索を念頭に置いて診療すべきである．

 尖圭コンジローマやヘルペスの診療には正しい情報提供を

　尖圭コンジローマや性器ヘルペスは，問診と視診によって診断が可能であることが多い．治療は尖圭コンジローマに対してはイミキモド 5%クリームや凍結，レーザー蒸散といった外科的治療を実施し，性器ヘルペスには外用，内服，点滴治療が実施され，初発であれば内服，点滴治療が推奨される[5]．いずれも治療しても再発・再燃をきたす性感染症である．そのため，再発・再燃をきたす可能性があることのほか，治療に時間がかかることや，維持療法が必要になる可能性があることを説明する．また，一定期間は自慰行為を除く性行為を自粛するか，性行為をする場合でもオーラルセックスの時から必ずコンドームの着用が必要となること，などを理解させる．いつから性行為を行ってもよいか，明確な基準はないが，尖圭コンジローマの潜伏期は約 3 カ月であるため，3 カ月以上の無再発期間を確認してから性行為を解禁することは合理的な一案といえる．HSV の潜伏期間は 2〜10 日とされているが，無症候のままウイルスを排泄している可能性も十分にあるため，少なくとも発症中の性行為は回避させるほか，固定のパートナー以外との性交渉はしない，可能な限りコンドームの着用をするよう指導する．

29 歳　男性
3 日前からの排尿痛と尿道分泌物を主訴に来院した．分泌物は漿液性で，量は少量であった．追加の問診で 3 年前から不定期に男性とも性交渉を持っていることを打ち明けた．再度，診察台にて肛門周囲を診察したところ，肛門周囲に多発する扁平な疣贅を認めた．咽頭に異常所見は認めなかった．初尿で白血球 10〜19/HPF の膿尿を認め，拡散増幅検査でクラミジアが陽性であった．梅毒血清反応で RPR が 21.0 R.U，TPLA が 42.3 T.U

でともに陽性であり，活動性梅毒と診断した．抗HIV抗体は陰性であった．クラミジア性尿道炎にはアジスロマイシン1000mg単回投与で陰性を確認，梅毒にはアモキシシリンを1カ月内服させ，RPRが9.1 R.Uに低下，扁平コンジローマも消退した．以後1カ月後に再上昇はなく，現在も半年に1回は血清反応をフォロー中である．

MSMに対する咽頭や肛門周囲の診察は重要であり，まれに同部の病変や梅毒，HIVの陽性例に遭遇することがある．可能な限り感染経路や性的志向について問診し，陰茎は当然ながら他の部位も診察することの重要性を再認識した症例であった．

1 STEP UP

パートナーの治療も忘れずに

担当医は，患者に対して診断と治療を実施するだけではなく，パートナーの検査や治療を勧めることも重要な責務である．性感染症は，患者本人はもちろんのこと，そのパートナーも精神的・肉体的に多大な苦痛を感じている．すなわち，病原微生物への曝露や，感染した可能性があることだけでも，うつ状態に陥って自死を企図する患者やパートナーも存在するのである．性感染の治療を実施して陰性確認を行っても，自分自身の再発や他人へ伝播させた可能性，将来的な発がんや不妊のリスクに悩んでいることも少なくない．また，性感染症の多くは無症候の症例が少なからず存在する．そのため，パートナーが性感染症であることを主訴に受診した患者に対しては，感染症が判明している場合には結果到着前に無症状でも治療を開始することは妥当である．それは可能な限り同時期に性感染症の治療を実施してピンポン感染を予防することだけでなく，患者に安心感を与えることにもつながる．さらに，患者とパートナーに性感染症に関する正しい知識を与え，治療や予防に関して適切な指導を行うことも重要である．性感染症診療はカップルで治療してはじめて完結する，という疾患群であることを医療者側も理解しておくべきである．

■文献
1) Ito S, Hanaoka N, Shimuta K, et al. Male non-gonococcal urethritis: From microbiological etiologies to demographic and clinical features. Int J Urol. 2016; 23: 325-31.
2) 東京都福祉保健局. 感染症発生動向調査事業報告書 令和3年（2021年）. 〈https://idsc.tmiph.metro.tokyo.lg.jp/assets/year/2021/2021.pdf〉

3) 一般社団法人 日本性感染症学会. 非淋菌性尿道炎の診断・治療の流れ. 〈http://jssti.umin.jp/pdf/hirinkinseinyoudouen_230207.pdf〉
4) Falk L, Fredlund H, Jensen JS. Symptomatic urethritis is more prevalent in men infected with Mycoplasma genitalium than with Chlamydia trachomatis. Sex Transm Infect. 2004; 80: 289-93.
5) 日本性感染症学会. ガイドライン委員会: 性感染症 診断・治療ガイドライン 2020. 日本性感染症学会, 東京: 診断と治療社, 2020.
6) Deguchi T, Ito S, Yasuda M, et al. Surveillance of the prevalence of macrolide and/or fluoroquinolone resistance-associated mutations in Mycoplasma genitalium in Japan. J Infect Chemother. 2018; 24: 861-7.
7) Vodstrcil LA, Plummer EL, Doyle M, et al. Combination Therapy for Mycoplasma genitalium, and New Insights into the Utility of parC Mutant Detection to Improve Cure. Clin Infect Dis. 2022; 75: 813-23.
8) 日本性感染症学会. 梅毒診療の基本知識. 〈http://jssti.umin.jp/pdf/syphilis-medical_basicknowledge.pdf〉

2章 ▶ 疾患各論

15 ▶ 前立腺肥大症
——適切な診断を行い，長期成績を見据えた適切な治療選択を行う

札幌医科大学医学部 泌尿器科学講座 教授　舛森直哉
札幌医科大学医学部 泌尿器科学講座 講師　京田有樹
製鐵記念室蘭病院 泌尿器科 部長　福多史昌

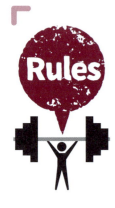

1 ▶ 圧尿流測定（プレッシャーフロースタディー）は，膀胱出口部閉塞と排尿筋収縮力の程度を正確に評価したい場合はやるべきである

2 ▶ 前立腺が大きな症例においては，α_1ブロッカー単剤の効果は長続きしない

3 ▶ 前立腺が大きいが下部尿路症状に乏しい人は必ずしも手術療法の適応とはならない．経過観察の得失を説明すべきである

4 ▶ 低侵襲的外科治療（MIST）は，従来の手術療法の適用が困難な症例で選択される

5 ▶ 手術後に下部尿路症状の改善が不良な場合では，尿道狭窄などの合併症の発生に加えて，尿量や膀胱機能の再評価が必要である

 圧尿流測定（プレッシャーフロースタディー）は，膀胱出口部閉塞と排尿筋収縮力の程度を正確に評価したい場合はやるべきである

　中高年男性が尿勢低下などの排尿症状（排出症状）を訴えた場合，前立腺肥大症に代表される機械的・機能的尿道閉塞（膀胱出口部閉塞, bladder outlet obstruction: BOO）が存在するかどうか，排尿時に膀胱平滑筋が収縮する強さ（排尿筋収縮力）が低下しているかどうかをそれぞれ予測する必要がある．田中らは，前立腺体積が35mL以上，最大尿流量が8mL/秒以下，残尿量が110mL以上，国際前立腺症状スコアが30点以上のいずれかの条件を満たせば，BOOを有する確率は約90%であったと報告している[1]．また，Matsukawaらは膀胱内前立腺突出長が8.2mm以下，排

尿効率が70%以下，尿流測定による尿流の波形がsawtooth and interruptedタイプであると排尿筋収縮力が低下している可能性が高いと報告している[2]．しかし，実臨床では，上記基準のボーダーライン上の症例やBOOと排尿筋収縮力低下が併存する症例など，その病態像は多彩である．病態をある程度予測して薬物療法を開始することは許容されるが，侵襲性の高い手術療法を選択する場合にはより慎重な判断が求められる．このような場合には，BOOと排尿筋収縮力の正確な診断が可能な圧尿流測定（プレッシャーフロースタディー：PFS）が有用である．

PFSは，細径のダブルルーメンカテーテルを経尿道的に膀胱内に留置，細径のシングルルーメンカテーテルを経肛門的に直腸内に留置し，膀胱内に生理食塩水を注入して蓄尿時と排尿時の膀胱内圧と直腸内圧を測定することでBOOと排尿筋収縮力の程度を判定する尿流動態検査である．排尿筋圧は，膀胱内圧から直腸内圧を引いた値となる．BOOの程度（BOO index）は最大尿流量時の排尿筋圧（$PdetQ_{max}$）から最大尿流量の2倍を差し引いた数字で表し，40以上で閉塞ありと判断する．排尿筋収縮力の程度（bladder contractility index：BCI）は$PdetQ_{max}$に最大尿流量の5倍を加えた数字で表し，100未満で排尿筋収縮力低下ありと判断する．PFSは他の泌尿器科検査と比べてやや侵襲的ではあるが，情報量が非常に多いため，BOOを改善するための侵襲的な前立腺肥大症手術の失敗を避けたい時には積極的に行うべき検査である．

前立腺が大きな症例においては，$α_1$ブロッカー単剤の効果は長続きしない

前立腺肥大症に対する薬物療法の一つとして，交感神経$α_1$受容体遮断薬（$α_1$ブロッカー）がある．$α_1$ブロッカーは，前立腺平滑筋上に存在する交感神経$α_1$受容体を遮断することにより平滑筋の収縮を抑制し，前立腺部尿道の機能的閉塞を速やかに改善させる．もう一つの代表的な薬物療法である5α還元酵素阻害薬は，テストステロンを前立腺肥大組織の増殖に関与するジヒドロテストステロンに変換する5α還元酵素の阻害により，前立腺体積を約30％縮小させて前立腺部尿道の機械的閉塞を緩徐に改善させる．

前立腺肥大症に対する$α_1$ブロッカーと5α還元酵素阻害薬の短期成績と長期成績の違いを非常に明確に示したのがCombAT試験である．本試験は，推定前立腺体積が30mL以上，すなわち，ある程度前立腺が大きい前立腺肥大症患者を，$α_1$ブロッカーであるタムスロシン0.4mg単独群，タイプⅠ，Ⅱの双方の5α還元酵素を阻

害するデュタステリド 0.5mg 単独群，あるいは，両者の併用群の 3 群に無作為化し，4 年間観察したものである[3]．併用群では，それぞれの単独群に比較して長期的な臨床的進行の発生が抑制された．前立腺体積別に下部尿路症状の変化を検討した報告[4]から読み取れることは，①タムスロシンは前立腺体積にかかわらず 3 カ月目の短期的な国際前立腺症状スコア（IPSS）を同程度に改善する，②しかし，前立腺体積が大きいほど，タムスロシン単独群における長期的な IPSS の再増悪が顕著である，③デュタステリド単独群では，前立腺の大きさにかかわらず 1 年ぐらいの時間をかけてゆっくりと IPSS が改善し，長期間にわたって持続する，④前立腺の大きさにかかわらず，併用群の効果はそれぞれの単独群よりも経過を通じて良好な傾向がある，などである．本邦の前立腺肥大症患者に対してタムスロシン 0.2mg を単独投与した 5 年間の前向き試験においても，前立腺体積が 35mL 以上と 35mL 未満の症例は 3 カ月目までの短期成績は同等であるが[5]，長期にわたる治療失敗率や手術療法への移行率は前立腺体積が 35mL 以上の症例で有意に高かった[6]．

したがって，前立腺が大きな前立腺肥大症患者に α_1 ブロッカーを単独で投与した場合には，短期的には効果が認められても，長期的には下部尿路症状の増悪や尿閉などの合併症の発生を抑制できない可能性がある．長期的な疾患の進行抑制効果を積極的に期待したい場合は，5α還元酵素阻害薬の併用，あるいは，手術療法の早期適用を考慮する必要がある．

72 歳　男性

診断：前立腺肥大症

経過：排尿困難と頻尿を主訴に受診した．IPSS 18 点，QOL スコア 5 点，前立腺体積 52mL（移行領域体積 31mL），Q_{max} 8.7mL/秒，残尿量 90mL．塩酸タムスロシン 0.2mg による薬物療法を開始したところ，3 カ月後には IPSS 11 点，QOL スコア 3 点と下部尿路症状が改善し，以後，薬物療法を継続していた．薬物療法開始後 4 年後ぐらいから排尿困難感が増悪し，5 年目に再評価を行った．IPSS 22 点，QOL スコア 6 点，前立腺体積 71mL（移行領域体積 50mL），Q_{max} 4.5mL/秒，残尿量 200mL．5α還元酵素阻害薬の追加も考慮したが，本人は速やかな下部尿路症状の改善を希望した．圧尿流測定にて膀胱出口部閉塞の存在を確認後，経尿道的前立腺切除術を施行．切除重量 37g．術後 6 カ月目の評価では，IPSS 6 点，QOL スコア 2 点，Q_{max} 18.4mL/秒，残尿量

28mL, と下部尿路症状・所見は改善した.

総合考察: 本症例は，初診時 IPSS 中等症，QOL スコア重症，Q_{max} 中等症，残尿量 中等症，前立腺体積 重症と，全般重症度判定基準では重症と判定される症例である（男性下部尿路症状・前立腺肥大症診療ガイドライン，p.163 参照）．前立腺体積が大きいため，$α_1$ブロッカー単剤では短期的な下部尿路症状の改善は得られるが，長期的な疾患進行の抑制は期待できないことが予測される．本症例では，前立腺体積は 5 年間で 37％増大し，$α_1$ブロッカー単剤で一度改善した IPSS も増悪した．本症例では，前立腺肥大症の自然史を考慮し，初診時，あるいは，排尿困難感が増悪した時点での 5α還元阻害薬の追加併用，あるいは，手術療法の早期適用を考慮した方が良かったのかもしれない.

前立腺が大きいが下部尿路症状に乏しい人は必ずしも手術療法の適応とはならない．経過観察の得失を説明すべきである

　他疾患の精査中の画像診断において，偶然に前立腺が著明に腫大していることが指摘・発見されることがある．しかし，このような症例が必ずしも下部尿路症状を有しているわけではない．この場合，泌尿器科医はどのように対応すべきなのだろうか.

　男性は 50 歳前後から下部尿路症状を訴えるようになり，同時期から前立腺も加齢とともに増大することが明らかになっている．本邦における一般男性住民を対象とした下部尿路機能に関する 15 年の自然史研究では，将来的に前立腺肥大症に対して手術療法を受けることになる最も強い予測因子は，ベースラインにおける下部尿路症状（国際前立腺症状スコア：IPSS > 8）であり，次に，推定前立腺体積 > 30mL および前立腺超音波断層法における移行領域の見え方であった[7]．ベースラインでの前立腺が大きい男性，移行領域に境界明瞭な腺腫が存在する男性では，経過中の前立腺体積の増大の程度が大きいことが示された[8]．米国における自然史研究においても同様な結果が示されている[9].

　前立腺肥大症に対する手術療法の目的は，患者の有する下部尿路症状を緩和して QOL の改善を図ることである．したがって，前立腺が大きいことのみを理由に下部尿路症状を有さない症例に対して侵襲的な手術療法を勧めることは必ずしも適切ではない．しかし，前立腺が大きな症例では，その前立腺がさらに増大して下部尿

路症状の増悪に繋がり，手術療法に繋がる可能性が高いことは情報として伝えるべきである．経過観察中に前立腺体積の増大を伴う下部尿路症状の出現・増悪を認めれば，前立腺体積の縮小を目的とした薬物療法，あるいは，低侵襲的外科治療や手術療法を検討することになる．

低侵襲的外科治療（MIST）は，従来の手術療法の適用が困難な症例で選択される

　前立腺肥大症に対する低侵襲的外科治療（minimally invasive surgical treatment (therapy)：MIST）は，その有効性と安全性において，薬物療法と従来の手術療法の中間に位置する治療法として最近注目されている．男性下部尿路症状・前立腺肥大症診療ガイドライン（追加・修正 2023）においては，本邦で保険適用下に使用可能な MIST として経尿道的前立腺吊り上げ術と経尿道的水蒸気治療の 2 つが，ともに推奨グレード B の方法として記載された[10]．

　経尿道的前立腺吊り上げ術（prostatic urethral lift：PUL）は，UroLift システムを使用して，腺腫の除去を一切行わず，腺腫により閉塞した前立腺部尿道腹側を 4〜5 本の永久的インプラントにより開存させる方法である．膀胱頸部から精阜にかけて前立腺部尿道腹側に逆三角形の channel を作成することで膀胱出口部閉塞を改善する．経尿道的水蒸気治療（WAter Vapor Energy therapy：WAVE）は，Rezum システムを使用して，腺腫内に刺入した針から水蒸気を噴出することにより対流（convection）により組織内凝固を図る方法であり，即時的な腺腫の除去を伴わない．凝固は腺腫の被膜内に留まるため辺縁領域や尿道粘膜への影響はないとされる．凝固壊死した腺腫は時間経過とともに吸収され膀胱出口部閉塞が改善する．いずれの方法も現時点では前立腺体積 30〜80 mL の症例に適応が限られる．PUL は閉塞性の著明な中葉肥大を有する患者に対しては推奨されず，WAVE は早期の下部尿路症状の改善を希望する患者には推奨されない．

　PUL と WAVE は短時間で手技が終了し，出血リスクも少ない．局所麻酔下での施行も可能である．米国泌尿器科学会の BPH ガイドライン[11]では，外科治療の適応症例のうち，前立腺体積が 30〜80 mL で，特に，勃起機能や射精機能の温存を希望する症例に推奨されている．一方，日本泌尿器科学会，日本排尿機能学会および日本泌尿器内視鏡・ロボティクス学会の 3 学会合同で作成した UroLift システムおよび Rezum システムの適正使用指針によると[12,13]，これらの適応対象は，前立腺肥大症に伴う下部尿路機能障害を呈する患者で，前立腺肥大症に対する手術療法の適

15. 前立腺肥大症

応である患者のうち，全身状態や手術侵襲を考慮して，従来の手術療法（TURP,ホルミウムレーザー前立腺核出術など）が困難な症例（全身状態不良のため合併症リスクが高い症例，抗血栓薬の内服または血液凝固異常症により術中出血のリスクが高い症例，高齢もしくは認知機能障害のため術後せん妄，身体機能低下のリスクが高い症例）に限定されている．

Rule 5　手術後に下部尿路症状の改善が不良な場合では，尿道狭窄などの合併症の発生に加えて，尿量や膀胱機能の再評価が必要である

　前立腺肥大症に対する手術療法施行後にもかかわらず下部尿路症状の改善が不良な症例が散見される．下部尿路症状は大きく分けて蓄尿症状と排尿（排出）症状があるため，それぞれについて改善不良の原因を考える必要がある．

　排尿（排出）症状の改善が不良な場合は，尿道狭窄や前立腺における腺腫の残存（再増大）による下部尿路閉塞が生じている可能性がある．経尿道的前立腺切除術（transurethral resection of the prostate：TURP）後の尿道狭窄の発生率は2.2〜9.8％と報告されている[14]．尿流測定上の台形状の波形などから尿道狭窄を疑った場合は，尿道造影や尿道鏡を行って診断を確定し，内尿道切開や尿道形成術に代表される手術療法を考慮する．TURP後に腺腫が再増大して再手術が必要となる頻度は2.9〜17.6％と報告されている[15,16]．術後長期間で徐々に尿勢が悪化してQOLの悪化が認められる場合は，腺腫の再増大が原因である可能性も考えて前立腺超音波断層法や尿道鏡などによる評価を行う．腺腫再増大に対する治療としては$α_1$遮断薬やPDE5阻害薬などに代表される薬物療法やTURPによる再手術などの手術療法がある．さらに，注意しなければならない排出障害の原因として，排尿筋収縮力の低下（detrusor underactivity：DU）がある．術前にDUがあっても短期的には下部尿路症状が改善する可能性があるが，膀胱出口部閉塞がない症例における成績は不良である[17]．一方，TURP後に一度改善した下部尿路症状は長期的に見ると徐々に増悪するが，DUの有無にかかわらず増悪の程度は同様であったことが報告されている[18]．また，高齢者では手術により膀胱出口部閉塞を解除しても長期的にみると最大尿流量が低下するため[19]，加齢変化による排尿筋収縮力の低下は高齢者ほど顕著である可能性がある．DUに対する根治療法は現時点では存在しないため，残尿が極端に多いなど重症の場合は自己導尿の導入も考慮すべきである．膀胱出口部閉塞なのかDUなのかの判断が難しい場合は，圧尿流測定（pressure-flow study）にて両者を鑑別することが必要である．

頻尿や尿意切迫感などの蓄尿症状は手術により約半数の症例で改善を認めると報告されている[20]．一方，残る約半数の症例では蓄尿症状の改善が認められない．そのような症例では排尿日誌による機能的膀胱容量や1日尿量の（再）評価が重要である．最大1回排尿量が200mL未満の場合，蓄尿症状の原因は膀胱低容量と判断して膀胱訓練や骨盤底筋体操などの行動療法およびβ_3作動薬や抗コリン薬による薬物療法を検討する．また1日尿量が40mL/kgを超える場合，蓄尿症状の原因は多尿と判断して飲水制限を推奨する．

1 STEP UP

併存症が多くて手術療法の適応が困難な高齢前立腺肥大症患者に対するMISTの恩恵は大きい

　経尿道的前立腺吊り上げ術と経尿道的前立腺水蒸気治療は前立腺肥大症に対するMinimally Invasive Surgical Treatment（Therapy）：MISTとして2022年から本邦において保険適用となった．ただし，学会による適正使用指針には「従来の手術療法が困難な高齢者や全身状態が不良な症例」とあり，それらの適応には制限がある．いずれの術式も術後5年にわたる良好な治療成績が海外から報告されているが，それぞれの術式の特徴を把握する必要がある．例えば，経尿道的前立腺吊り上げ術は効果発現までの期間は短いが中葉肥大症例に対する適応は限られること，経尿道的前立腺水蒸気治療は効果発現までの期間は長いが中葉肥大症例にも適応があることなどである．薬物療法は無効だが従来の侵襲的な手術療法の適用が困難な場合，尿道カテーテルを長期的に留置したり，膀胱瘻を作成せざるを得ない高齢前立腺肥大症患者も数多く存在している．今後ますます進む高齢化社会においてMISTの重要性はさらに高まると思われ，自施設での施行が困難であれば施行可能な施設との連携が必要である．

■文献
1) 田中吉則, 舛森直哉, 伊藤直樹, 他. 前立腺推定容積, 最大尿流率, 残尿量及びI-PSSによる下部尿路閉塞の推定. 泌尿器科紀要. 2001; 47: 843-47.
2) Matsukawa Y, Yoshida M, Yamaguchi O, et al. Clinical characteristics and useful signs to differentiate detrusor underactivity from bladder outlet obstruction in men with non-neurogenic lower urinary tract symptoms. Int J Urol. 2020; 27: 47-52.
3) Roehrborn CG, Siami P, Barkin J, et al. The effects of combination therapy with

dutasteride and tamsulosin on clinical outcomes in men with symptomatic benign prostatic hyperplasia: 4-year results from the CombAT study. Eur Urol. 2010; 57: 123-31.
4) Roehrborn CG, Barkin J, Tubaro A, et al. Influence of baseline variables on change in international prostate symptom score after combined therapy with dutasteride plus tamsulosin or either monotherapy in patients with benign prostatic hyperplasia and lower urinary tract symptoms: 4-year results of the CombAT study. BJU Int. 2014; 113: 623-35.
5) Masumori N, Tsukamoto T, Horita H, et al. Does baseline prostate volume affect the short-term outcome of tamsulosin? LUTS. 2014; 6: 113-6.
6) Masumori N, Tsukamoto T, Horita H, et al. α1-blocker tamsulosin as initial treatment for patients with benign prostatic hyperplasia: 5-year outcome analysis of a prospective multicenter study. Int J Urol. 2013; 20: 421-8.
7) Fukuta F, Masumori N, Mori M, et al. Internal prostatic architecture on transrectal ultrasonography predicts future prostatic growth: natural history of prostatic hyperplasia in a 15-year longitudinal community-based study. Prostate. 2011; 71: 597-603.
8) Fukuta F, Masumori N, Mori M, et al. Natural history of lower urinary tract symptoms in Japanese men from a 15-year longitudinal community-based study. BJU Int. 2012; 110, 1023-9.
9) Rhodes T, Girman CJ, Jacobsen SJ, et al. Longitudinal prostate growth rates during 5 years in randomly selected community men 40 to 79 years old. J Urol. 1999; 161: 1174-9.
10) topics_20160401403139_231127104546.pdf（members-web.com）
11) Benign Prostatic Hyperplasia (BPH) Guideline - American Urological Association (auanet.org).
12) UroLift_use_guidance_2202.pdf
13) Microsoft Word - H Rezum・Æàic（urol.or.jp）
14) Rassweiler J, Teber D, Kuntz R, et al. Complications of transurethral resection of the prostate (TURP) incidence, management, and prevention. Eur Urol. 2006; 50: 969-79.
15) Gilling PJ, Wilson LC, King CJ, et al. Long-term results of a randomized trial comparing holmium laser enucleation of the prostate and transurethral resection of the prostate: results at 7 years. BJU Int. 2012; 109: 408-11.
16) Muslumanoglu AY, Yuruk E, Binbay M, et al. Transurethral resection of prostate with plasmakinetic energy: 100 months results of a prospective randomized trial. BJU Int. 2012; 110: 546-9.
17) Tanaka Y, Masumori N, Itoh N, et al. Is the short-term outcome of transurethral resection of the prostate affected by preoperative degree of bladder outlet obstruction, status of detrusor contractility or detrusor overactivity？ Int J Urol. 2006; 13: 398-404.
18) Masumori N, Furuya R, Tanaka Y, et al. The 12-year symptomatic outcome of transurethral resection of the prostate for patients with lower urinary tract symptoms suggestive of benign prostatic obstruction compared to the urodynamic findings before surgery. BJU Int. 2009; 105: 1429-33.
19) 田中吉則, 舛森直哉, 塚本泰司, 他. 経尿道的前立腺切除術長期経過後の下部尿路症状と尿流率. 泌尿紀要. 2007; 53: 369-74.
20) Hur WS, Kim JC, Kim HS, et al. Predictors of urgency improvement after holmium laser enucleation of the prostate in men with benign prostatic hyperplasia. Investig Clin Urol. 2016; 57: 431-6.

2章 疾患各論

16 間質性膀胱炎・膀胱痛症候群

信州大学学術研究院医学系 泌尿器科学講座 教授　秋山佳之

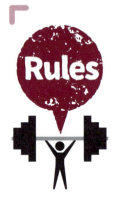

Rules

1. 間質性膀胱炎・膀胱痛症候群は症状症候群であり，ハンナ型間質性膀胱炎と膀胱痛症候群に分類される
2. ハンナ型間質性膀胱炎と膀胱痛症候群はまったく異なる疾患である
3. ハンナ型間質性膀胱炎の診断には膀胱鏡検査でハンナ病変の存在を確認することが必須である
4. ハンナ型間質性膀胱炎の診断に迷ったら病理組織をチェックする
5. ハンナ型間質性膀胱炎と膀胱痛症候群それぞれに対して別個に治療戦略を立てる

Rule 1　間質性膀胱炎・膀胱痛症候群は症状症候群であり，ハンナ型間質性膀胱炎と膀胱痛症候群に分類される

　間質性膀胱炎・膀胱痛症候群は「膀胱に関連する慢性の骨盤部の疼痛，圧迫感または不快感があり，尿意亢進や頻尿などの下部尿路症状を伴い，混同しうる疾患がない状態」の総称と定義される症状症候群であり，特定の疾患を指す用語ではない[1]．このうち特徴的な膀胱粘膜の発赤病変であるハンナ病変を認めるものをハンナ型間質性膀胱炎または間質性膀胱炎（ハンナ型）（Hunner-type IC：HIC），それ以外を膀胱痛症候群（BPS）と呼ぶ[1]．

Rule 2　ハンナ型間質性膀胱炎と膀胱痛症候群はまったく異なる疾患である

　両者は臨床的には類似した症状を呈するが，その病態生理はまったく異なる．ハンナ型間質性膀胱炎は膀胱組織へのリンパ球浸潤や尿路上皮剥離を特徴とする慢性炎症性疾患である一方で，膀胱痛症候群は膀胱組織の形態学的変化をほとんど認め

16. 間質性膀胱炎・膀胱痛症候群

ない非炎症性疾患であり，一部は神経内分泌的疾患であると考えられている[2]．

Rule 3　ハンナ型間質性膀胱炎の診断には膀胱鏡検査でハンナ病変の存在を確認することが必須である

　ハンナ病変とは毛細血管の集簇を伴った膀胱粘膜の発赤部位のことであり，組織学的には尿路上皮のびらんおよび上皮下組織における炎症細胞浸潤，間質の線維化・浮腫，毛細血管の増生を認める慢性炎症性病変のことである［図1］．このハンナ病変の存在と類似症状を呈する他疾患の否定をもって，ハンナ型間質性膀胱炎と診断される．すなわち，ハンナ型間質性膀胱炎の診断は主観的なものであり，その精度は診断医の経験に大きく依存する．

Rule 4　ハンナ型間質性膀胱炎の診断に迷ったら病理組織をチェックする

　病理組織学的にはハンナ型間質性膀胱炎では膀胱上皮の剥離や粘膜下層への形質細胞浸潤を特徴とする炎症細胞浸潤が膀胱全体にみられる．これに対して，膀胱痛症候群では上皮剥離や粘膜の炎症といった病理組織学的変化はほとんどみられないか，あってもごく軽度である[3]．この違いは遺伝子発現解析によっても裏付けられ，ハンナ型間質性膀胱炎と膀胱痛症候群はまったく異なる遺伝子発現プロファイルを示す．ハンナ型間質性膀胱炎は炎症に関連する多数の分子の遺伝子発現が亢進して

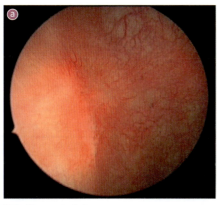
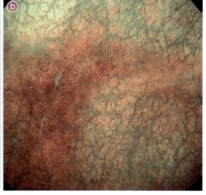

[図1] ハンナ病変
ⓐ正常の構造を欠く毛細血管の異常集簇像と発赤した粘膜　ⓑ同部位のNBI所見．毛細血管の異常集簇像がより鮮明になる．

いるが，膀胱痛症候群ではみられない[4]．このように，分子生物学的にはハンナ型間質性膀胱炎は膀胱の慢性炎症性疾患であり，膀胱痛症候群は非炎症性疾患である．ハンナ病変の内視鏡診断に確信が持てない場合には，膀胱生検組織の病理所見をチェックし，尿路上皮の剥離と粘膜下組織へのリンパ球形質細胞浸潤の有無について確認すると良い．膀胱痛症候群であればそれらはほとんど見られないため，ハンナ型間質性膀胱炎との鑑別は比較的容易である．なお，他の非特異的慢性炎症性疾患では尿路上皮は多くの場合肥厚し，形質細胞浸潤もハンナ型間質性膀胱炎ほど目立たない．

Rule 5　ハンナ型間質性膀胱炎と膀胱痛症候群それぞれに対して別個に治療戦略を立てる

　上記のように両者は類似した臨床徴候を示すが，その本態はまったく異なる．ハンナ型間質性膀胱炎は膀胱の慢性炎症性疾患であり抗炎症・免疫調節療法が治療の主体となる．本邦では，ジメチルスルホキシドの膀胱内注入療法がハンナ型間質性膀胱炎に保険適用となっており，高い有効性が報告されている[5,6]．また，経口コルチコステロイド治療の有効性も本邦から報告されている[7]．

　一方，膀胱痛症候群に対しては三環系抗うつ薬などによる知覚過敏への対応や薬物・理学療法による骨盤部の血流改善など，多角的な対応を考慮しなければならない．多職種（麻酔科，理学療法士，心療内科）による連携も重要である．

82歳　女性
診断：慢性細菌性膀胱炎
既往歴：子宮外妊娠
内服：ウラピジル 30mg　1日2回　朝夕食後
現病歴：尿排出障害（残尿量増加）および蓄尿時の下腹部・膀胱痛を主訴に他院婦人科より紹介．症状の原因となる明らかな下部尿路疾患はなく，膀胱鏡で［図2］のような粘膜の発赤病変を認めたが，ハンナ病変としては非典型的な所見であり確定診断はできなかった．診断，治療目的に膀胱粘膜発赤病変の経尿道的切除ならびに膀胱水圧拡張術を実施した．膀胱組織の病理所見では尿路上皮の肥厚や umbrella cell の残存を認め，粘膜下へ浸潤する炎症細胞は形質細胞に乏しかった［図

16. 間質性膀胱炎・膀胱痛症候群

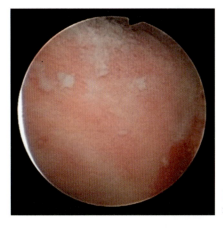

[図2] 慢性細菌性膀胱炎でみられた膀胱粘膜の発赤病変

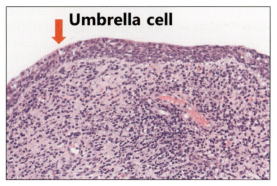

[図3] 慢性細菌性膀胱炎の膀胱組織所見

3］．これらはハンナ型間質性膀胱炎の病理組織所見としては非典型的であること，術後に症状の改善が見られなかったこと，尿培養検査で一貫して同一菌が検出されたことから，慢性細菌性膀胱炎と診断した．

1 STEP UP

ハンナ病変の経尿道的手術は必要最小限に！

　ハンナ型間質性膀胱炎に対しては，ハンナ病変の経尿道的焼灼／切除術と膀胱水圧拡張術を同時に施行する術式が「ハンナ型間質性膀胱炎手術（経尿道）」として保険収載されている（K800-4）．この手術は症状の改善に極めて有効であり[8]，現

在でもハンナ型間質性膀胱炎治療の gold standard であると言えよう．しかしながら，本手術は根治的なものではないため，多くの症例で複数回の手術が必要になる．最近の研究で，この手術は膀胱容量の医原的減少のリスクとなる可能性が報告されている[9]．発症に免疫異常が関連している他の疾患と同様に，ハンナ型間質性膀胱炎も可能な限り保存的に治療し，膀胱の形態的・機能的な保全を図ることが長期的管理では極めて重要である．

■文献

1) 日本間質性膀胱炎研究会, 日本泌尿器科学会, 編. 間質性膀胱炎・膀胱痛症候群診療ガイドライン. 東京: リッチヒルメディカル. 2019.
2) Akiyama Y, Luo Y, Hanno PM, et al. Interstitial cystitis/bladder pain syndrome: The evolving landscape, animal models and future perspectives. Int J Urol. 2020; 27: 491-503.
3) Maeda D, Akiyama Y, Morikawa T, et al. Hunner-type (classic) interstitial cystitis: A distinct inflammatory disorder characterized by pancystitis, with frequent expansion of clonal B-cells and epithelial denudation. PloS one. 2015; 10: e0143316,
4) Akiyama Y, Maeda D, Katoh H, et al. Molecular taxonomy of interstitial cystitis/bladder pain syndrome based on whole transcriptome profiling by next-generation RNA sequencing of bladder mucosal biopsies. J Urol. 2019; 202: 290-300.
5) Yoshimura N, Homma Y, Tomoe H, et al. Efficacy and safety of intravesical instillation of KRP-116D (50% dimethyl sulfoxide solution) for interstitial cystitis/bladder pain syndrome in Japanese patients: A multicenter, randomized, double-blind, placebo-controlled, clinical study. Int J Urol. 2021; 28: 545-53.
6) Akiyama Y, Niimi A, Nomiya A, et al. Efficacy and safety of intravesical dimethyl sulfoxide treatment for patients with refractory Hunner-type interstitial cystitis: real-world data post-official approval in Japan. Int J Urol. 2024; 31: 111-8.
7) Akiyama Y, Niimi A, Nomiya A, et al. Efficacy and safety of low-dose oral prednisolone for patients with refractory Hunner-type interstitial cystitis. Eur Urol Open Sci. 2023; 56: 1-8.
8) Ko KJ, Cho WJ, Lee YS, et al. Comparison of the efficacy between transurethral coagulation and transurethral resection of hunner lesion in interstitial cystitis/bladder pain syndrome patients: A prospective randomized controlled trial. Eur Urol. 2020; 77: 644-51.
9) Akiyama Y, Zaitsu M, Watanabe D, et al. Relationship between the frequency of electrocautery of Hunner lesions and changes in bladder capacity in patients with Hunner type interstitial cystitis. Scientific Reports. 2021; 11: 105.

2章 ▶ 疾患各論

17 ▶ 過活動膀胱・夜間頻尿
——適切な診断のもと，患者のQOLを考えた適切な行動療法およひ薬物療法を行う

桜十字病院 泌尿器科 上級顧問　吉田正貴

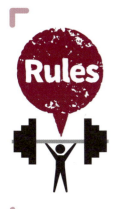

1 ▶ 主症状である尿意切迫感をよく理解しよう
2 ▶ $β_3$アドレナリン受容体作動薬が効かないときはどうする
3 ▶ 難治性過活動膀胱の治療はどうする
4 ▶ フレイルや認知機能障害の知識は高齢者の過活動膀胱の診療に必要
5 ▶ 夜間頻尿の診断には排尿日誌は必須
6 ▶ 夜間頻尿（特に夜間多尿）の治療には行動療法が必須

 Rule 1　主症状である尿意切迫感をよく理解しよう

　過活動膀胱は「尿意切迫感を必須とし，通常は頻尿および／または夜間頻尿を伴う症状症候群である．尿失禁を伴う場合（OAB-wet）と尿失禁を伴わない場合（OAB-dry）がある．また，その診断のためには尿路感染および局所的な病態を除外する必要がある」とされている[1]．

　過活動膀胱の診断には必須症状である尿意切迫感の存在を確認しなければならない．尿意切迫感は，「急に起こる，我慢することが困難な強い尿意」と定義されているが，病的な膀胱知覚であり，健常者が尿意を長く我慢してした際に感じる強い尿意とは異なり，蓄尿時の異常な膀胱収縮（排尿筋過活動）に関連する感覚であることから，経験したことがない人に説明するのは難しいとされている．

　そのため診療において尿意切迫感を患者からうまく聞き出すためには，日常生活に即した具体的な表現に置き換えて問診するとよい．例えば尿意を我慢できない状況として，「バス旅行で次のトイレ休憩まで我慢できない」，「テレビドラマのクライ

143

マックスを前にトイレに駆け込まなくてはならない」,「会議や商談の途中に中座しなくてはならない」,「トイレに行けない状況になると不安」,「電話の途中でもよおし,電話を切らなくてはならない」,「乗り物や会議では通路側や出口に近い席に座る」などは代表的な例である．また，尿意切迫感を感じるきっかけもあり，これには「帰宅してドアノブに触れた時」,「トイレの標識が目に入った時」,「水の流れる音を聞いた時」,「冷水に触れた時」などがある．

Yamaguchiらの検討[2]では尿意切迫感は尿がある程度膀胱にたまると，どの膀胱容量でも起こるので，いつ起こるか予測できないが，その閾値は最大膀胱容量の約40％であると報告している．また，検討した21例の患者のうち4例で自然に消退する尿意切迫感を経験しており，我慢すると自然消退する尿意切迫感もあると考えられる．

Rule 2 β₃アドレナリン受容体作動薬が効かないときはどうする

過活動膀胱の薬物療法の第一選択薬はβ₃アドレナリン受容体作動薬（β₃作動薬）と抗コリン薬である．最近は抗コリン薬の認知機能への影響や副作用頻度が高いことなどを考慮して，β₃作動薬を使用することが多くなっている．しかしβ₃作動薬がすべての症例に効果があるわけではなく，治療に行き詰まることもある．その際にはどうするか．

いくつか方法が考えられる．①別のβ₃作動薬に変更する，②抗コリン薬に変更する，③β₃作動薬に抗コリン薬を追加投与する．このうち①と②に関してはあまり明確なエビデンスはないが，変更することにより，効果が期待できる症例もある．

一方，β₃作動薬に抗コリン薬を追加投与する併用療法については，本邦でも検討されている（MILAI 2 study）[3]．この試験ではミラベグロン50mg単独投与を少なくとも6週間行ったが，その効果が不十分であった過活動膀胱患者を対象として，ミラベグロン50mgにソリフェナシン5mg，プロピベリン20mg，イミダフェシン0.2mg，トルテロジン徐放剤4mgのいずれかを追加併用投与する4群に無作為割り付けして52週間投与し，その安全性と有効性を検証した．いずれの投与群も，OABSSおよびOAB-q SFは併用投与前と比べて有意に改善し，52週にわたってその改善は維持され，排尿日誌上の有効性評価項目もすべて有意に改善した．

全体で治療薬に関連した有害事象は46.8％で，4群いずれも同程度であった．主な副作用は口内乾燥，鼻咽頭炎，便秘などであり，安全上の懸念は認められなかった．バイタルサイン，QTc間隔，残尿量の変化は，臨床上問題のない範囲であった．

現在では過活動膀胱の第一選択薬は β_3 作動薬で，効果不十分であれば抗コリン薬を追加投与するというのが薬物療法のストラテジーとなってきている．

難治性過活動膀胱の治療はどうする

　難治性過活動膀胱は「一次治療である行動療法及び各種抗コリン薬（経口薬，調布薬）や β_3 受容体作動薬を含む薬物療法を単独ないしは併用療法として，少なくとも 12 週間の継続治療を行っても抵抗性である場合」と定義されている．難治性過活動膀胱に対して現在保険適用になっている治療法には，ボツリヌス毒素の膀胱壁内注入療法と仙骨神経刺激療法の 2 つがある．

　ボツリヌス毒素は膀胱のコリン作動性神経からのアセチルコリンの放出を抑制することで，排尿筋過活動を抑制して過活動膀胱症状を改善する．内視鏡で膀胱の平滑筋内に専用の細い針を用いてボツリヌス毒素を 100〜200 単位，20〜30 箇所に分けて注入する．手術時間は 10〜20 分程度で，必ずしも入院の必要はない．通常，治療効果は治療開始後 2〜3 日であらわれ，4〜8 カ月にわたって持続するが，多くで症状が再燃するため再注入が必要である．前回投与より 3 カ月以上経過していれば再投与することも可能である．副作用は，尿路感染症，排尿困難や残尿の増加，肉眼的血尿などである．Yokoyama らの報告によると，100 単位注入後 12 週の時点で，一日当たり切迫性尿失禁の変化量は－3.13 回（プラセボ－1.02 回），尿意切迫感の変化量は－3.40 回（プラセボ－1.17 回），排尿回数の変化量は－1.87 回（プラセボ－0.42）と有意差が認められた．副作用は尿路感染症 12.9%（プラセボ 7.3%），尿閉 5.6%（プラセボ 1.6%），清潔間欠導尿実施率 5.6%（プラセボ 1.6%），12 週時点で残尿量は＋15.53mL（プラセボ＋1.54mL）であった[4]．

　仙骨神経刺激療法（SNM）は，体内電気刺激装置を仙骨孔（通常は S3）に植込み，仙髄神経（根）を持続電気刺激することにより，排尿反射を抑制する方法である[5,6]．はじめにリードのみを体内に挿入し，1〜2 週間ほど，体外式刺激装置による刺激を行い，治療効果を判定する（試験刺激）．試験刺激により効果が認められなかった場合には，刺激装置の植込みは行わず，リードを抜去して治療を中止する．試験刺激により効果が認められた場合には，刺激装置を植込み，本治療を継続する．リードを体内に挿入するための手術と刺激装置を植込むための手術をあわせて，約 1 週間程度の入院が必要になる．最近では，tined-lead を用い，テスト刺激と同時に一期的に植込む装置も使用されている．

　合併症は，3〜5 年間の観察期間で 30〜40% にみられるとされ，主なものは，電極

の移動，疼痛，感染などである．金属製の刺激用の装置を埋めるために，既定の撮像条件下での頭部など一部を除いてMRIが撮れなくなる問題があるが，最近特定の条件下でMRI撮影が可能である，条件付き全身MRI対応SNMシステムが導入されている．

Rule 4 フレイルや認知機能障害の知識は高齢者の過活動膀胱の診療に必要

フレイルとは加齢に伴う様々な臓器機能低下によって外的ストレス（軽度な感染症や事故，手術などの侵襲）に対する脆弱性が亢進した状態と定義され，様々な不良な転帰につながる病態である[7]．一方，加齢に伴い認知症の有症状率は上昇し，日本における65歳以上の認知症の数は2025年には約700万人（高齢者の約5人に1人）にのぼると予測されている．

高齢社会の日本では，フレイルや認知症は高齢者の生命・機能予後の推定ならびに包括的高齢者医療を行う上でも理解すべき重要な概念であり，これらに向けた取り組みは今後ますます重要になってくる[8]．このフレイルや認知機能障害に対する基本的考え方については，過活動膀胱を有する高齢患者の医療においても同様であり，過活動膀胱に対する治療と同時にフレイル・認知症に対する予防や介入を行うことは健康長寿を目指すわが国において重要と考えられる．

過活動膀胱とフレイルや認知症などとの密接な関連を指摘する報告がみられる[9]．

Yoshidaらは日本在住の65歳以上の高齢者を対象にした検討で，過活動膀胱の有無によるフレイルに関する調整オッズ比は2.78であり，過活動膀胱とフレイルに有意な関連性が認められた．また，フレイルと判定された方は過活動膀胱を併存することによって，過活動膀胱を併存しない方に比べて健康関連QOLが有意に低下していた．榊原らは膀胱機能検査において，アルツハイマー型認知症では40〜58%，血管性認知症では70〜91%，レビー小体型認知症では71%で排尿筋過活動を認めたと報告している[10]．また，65〜85歳でアルツハイマー型認知症または健忘型軽度認知障害（MCI）と診断された461人（平均77.2±5.1歳，女性69.0%）を対象とした検討において，認知機能障害と過活動膀胱治療薬服用に有意な関連性（OR：3.35[95% CI：1.71-6.57]）が示されている[11]．

「明らかな認知機能障害を有する高齢者，あるいは他疾患に対して抗コリン作用を有する薬剤を服用している高齢者，および男性患者では，β_3作動薬を優先することが望ましい」とされている[12]．

Rule 5　夜間頻尿の診断には排尿日誌は必須

　夜間頻尿の病態には，多尿，夜間多尿，機能的膀胱容量の減少などが関与するため，夜間頻尿患者の評価にあたっては，これらを鑑別する必要がある．そのためには排尿の記録が必要で，昼間と夜間の排尿回数，最大1回排尿量（機能的膀胱容量），1日尿量，昼間尿量，夜間尿量（就寝後から起床時の排尿を含めた夜間の尿量），夜間多尿指数（夜間尿量/24時間尿量），就寝後夜間第一尿（覚醒）までの時間（HUS：睡眠の質の評価）などの情報を得ることができる．

　排尿状態の記録には3様式がある[13]．排尿時刻記録（micturition time chart）は，24時間にわたり昼間と夜間（就寝後から起床時）の毎回の排尿時刻のみを記録する．頻度・尿量記録（frequency volume chart：FVC）は，24時間にわたり昼間と夜間の毎回の排尿時刻および排尿量を記録する．排尿日誌（bladder diary）は，排尿時刻と排尿量の記録に加えて，尿失禁回数，水分摂取状況，尿意切迫感，尿失禁の発生状況や程度など，多くの情報を記録する．個々の患者の除状態に合わせて，どの記録法を選ぶかは主治医が選択するが，夜間頻尿の診断・治療には水分摂取状況や尿失禁，尿意切迫感などの症状の記録も必要なことが多く，排尿日誌が推奨される．排尿日誌は，正確に記載されれば夜間頻尿の病態診断と治療選択，治療効果判定にも有用なツールとなる．特に泌尿器科専門医においては夜間頻尿の診療の際には排尿日誌を使用することが必須とされている．

　排尿日誌の実施期間についてのコンセンサスはないが，一般的には連続3日間，最低でも2日間の使用が推奨されている[14,15]．

Rule 6　夜間頻尿（特に夜間多尿）の治療には行動療法が必須

　夜間頻尿診療ガイドライン第2版では，「多尿，夜間多尿に対する行動療法には，飲水に関する指導，塩分制限，食事（Diet），運動療法，禁煙，弾性ストッキングの使用，夕方の下肢の挙上などがある．統合的生活指導の有効性も報告されている．エビデンスは十分ではないが，非侵襲的であり，第一選択とすべき治療である」とされている[16]．

　飲水指導としては，夜間の飲水過多，アルコール，カフェイン摂取は夜間多尿の因子と報告されているので，それらを避ける必要がある．飲水過多に対しては，飲水のバランスを調節する必要があり[1-3]，通常は排尿日誌をもとに，まず飲水と尿量

の状況を把握し，全日多尿であるか，夜間のみの多尿であるかについても把握する必要がある．

飲水指導において問題となるのは，脱水による脳梗塞の発症または悪化のリスクである．特に高齢者においては，脱水が脳梗塞の発症因子であることは報告されてはいるが，過度の飲水がいわゆる"血液をさらさらにする"効果により，脳梗塞や虚血性心疾患の予防になっているというエビデンスはない．

健常成人の平均 24 時間尿量／体重は 20 ± 3mL/kg とされている．20mL/kg 以下では脱水の危険があり，40mL/kg 以上は多尿である．したがって，1 日尿量が 20～25mL/kg（体重）となるように飲水量を調節することが推奨されている．

夜間頻尿患者に対する行動療法の一環として，塩分過剰摂取がある患者に対する塩分制限は，最新の国際禁制学会（ICS）のコンセンサスレポートでも推奨されている[17]．

塩分制限は夜間多尿を伴う夜間頻尿患者に対して価値があるが，どの程度の塩分摂取量まで落とすべきかは明確でない．また高齢者での過度な制限は低 Na 血症をきたす可能性もあり，注意が必要である．

夜間頻尿患者に対する塩分制限の効果に関する報告で Matsuo らは，厚生労働省の推奨する 1 日塩分摂取量の上限（男性 8g，女性 7g）を超えている夜間頻尿患者を対象として食事指導を行い，12 週間後に推定塩分摂取量が減少した群（成功群）と減少しなかった群（不成功群）の比較において，成功群では夜間排尿回数，夜間尿量，夜間多尿指数が有意に低下したと報告している[18]．

70 歳　女性

診断：過活動膀胱

既往歴：高血圧，高脂血症

内服：アムロジピン　　　　5mg　　　朝食後
　　　　リピトール　　　　　10mg　　　朝食後

現病歴：

最近頻尿，尿意切迫感，切迫性尿失禁を認め，OABSS は 10 点，残尿は 15mL．過活動膀胱の診断でミラベグロン（50mg　朝食後）を投与した．3 カ月後には症状は改善傾向であった（OABSS：8 点，残尿は 20mL）が，切迫性尿失禁の改善が今一つで，映画やコンサートに行くのが怖いとのことであった．そこでベシケ

ア®5mgを追加投与し，β₃受容体作動薬と抗コリン薬の併用療法を開始した．1カ月後には切迫性尿失禁も改善し（OABSS：5点，残尿は40mL），コンサートに行ってもトイレに立つことはなかったと，喜んでいた．
残尿はやや増加傾向であったが，尿勢には変化はなかった．

1 STEP UP

男性の夜間多尿による夜間頻尿に対する薬物療法

　下垂体後葉から分泌されるバソプレシン（arginine vasopressin：AVP）は，腎臓の集合管またはヘンレ上行脚にある AVP-V₂ 受容体に作用し，水の再吸収を増加させることで尿量減少，尿浸透圧増加をきたす．AVP-V₂ 受容体に作用するデスモプレシンは，経口または経鼻による投与が行われる．本邦ではデスモプレシン口腔内崩壊錠（orally disintegrating tablet：ODT）が男性に対してのみ「夜間多尿による夜間頻尿」の適用を取得している．

　本邦におけるデスモプレシン OD 錠の有効性と安全性については，夜間多尿を伴う夜間頻尿患者を対象に，デスモプレシン OD 錠 25μg と 50μg（男性のみ）の 12 週間投与の有効性と安全性について検討が行われた[19]．男性では，25μg，50μg ともに夜間排尿回数の有意な減少を認め，HUS は有意に延長していたが，一方，女性では夜間排尿回数についてはプラセボと比べて有意な減少を認めなかったと報告されている．

　デスモプレシンの有害事象として，低ナトリウム（Na）血症，頭痛，嘔気，下肢浮腫などが挙げられる．Ebell らのシステマティックレビューでは，重症な有害事象は稀であるものの低 Na 血症，頭痛の発現頻度が増加すると報告している[20]．特に低 Na 血症については，生理機能が低下している 65 歳以上の高齢者で多くみられ[17,19]，用量，年齢，治療前の血清 Na 値，腎機能が，デスモプレシン投与におけるリスク因子と報告している[21]．

■文献
1) 日本排尿機能学会用語編集委員会, 編. 日本排尿機能学会 標準用語集. 東京; 中外医学社: 2020.
2) Yamaguchi O, Honda K, Nomiya M, et al. Defining overactive bladder as hypersensitivity. Neurourol Urodyn. 2007; 26（6 Suppl）: 904-7.

3) Yamaguchi O, Kakizaki H, Homma Y, et al. Long-term safety and efficacy of antimuscarinic add-on therapy in patients with overactive bladder who had a suboptimal response to mirabegron monotherapy: A multicenter, randomized study in Japan (MILAI II study). Int J Urol. 2019, 26: 342-52.
4) Yokoyama O, Honda M, Yamanishi T et al. Onabotulinumtoxin A (botulinum toxin type A) for the treatment of Japanese patients with overactive bladder and urinary incontinence: results of single-dose treatment from a phase III, randomized, double-blind, placebo-controlled trial (interim analysis). Int J Urol. 2020; 27: 227-34.
5) Yamanishi T, Kaga K, Fuse M, et al. Neuromodulation for the treatment of lower urinary tract symptoms. Low Urin Tract Symptoms. 2015; 7: 121-32.
6) Abrams P, Cardozo L, Khoury S, Wein A, editors. Incontinence. Edition 2005. Volume 2. Plymouth, UK: Health Publication, 2005; p.855-964.
7) 西原恵司, 荒井秀典. 健康長寿社会におけるフレイルの考え方とその意義. 予防医学. 2019; 60: 9-13.
8) 日本老年医学会, 国立研究開発法人国立長寿医療研究センター. 荒井秀典, 編集主幹. 長寿医療研究開発費事業（27-23）: 要介護高齢者, フレイル高齢者, 認知症高齢者に対する栄養療法, 運動療法, 薬物療法に関するガイドライン作成に向けた調査研究班, 編. フレイル診療ガイド 2018 年版. ライフ・サイエンス出版. 2018.
9) Yoshida M, Satake S, Ishida K, et al. A non-interventional cross-sectional re-contact study investigating the relationship between overactive bladder and frailty in older adults in Japan. BMC Geriatrics. 2022; 22: 68.
10) Sakakibara R, Ito T, Uchiyama T, et al. Lower urinary tract function in dementia of Lewy body type. J Neurol Neurosurg Psychiatry, 2005; 76: 729-32.
11) Ogama N, Yoshida M, Nakai T, et al. Frontal white matter hyperintensity predicts lower urinary tract dysfunction in older adults with amnestic mild cognitive impairment and Alzheimer's disease. Geriatr Gerontol Int. 2016; 16: 167-74.
12) 日本サルコペニア・フレイル学会, 国立長寿医療研究センター, 編. フレイル高齢者・認知機能低下高齢者の下部尿路機能障害に対する診療ガイドライン 2021. ライフサイエンス出版. 2021.
13) 日本排尿機能学会ホームページ. 〈http://japanese-continence-society.kenkyuukai.jp/special/?id=15894〉
14) Everaert K, Hervé F, Bosch R, et al. International Continence Society consensus on the diagnosis and treatment of nocturia. Neurourol Urodyn. 2019; 38: 478-98.
15) Jimenez-Cidre MA, Lopez-Fando L, Esteban-Fuertes M, et al. The 3-day bladder diary is a feasible, reliable and valid tool to evaluate the lower urinary tract symptoms in women. Neurourol Urodyn. 2015; 34: 128-32.
16) 日本排尿機能学会 / 日本泌尿器科学会, 編. 夜間頻尿診療ガイドライン第 2 版. リッチヒルメディカル; 2020. p.130.
17) Weiss JP, Blaivas JG, Blanker MH, et al. The New England Research Institutes, Inc. (NERI) Nocturia Advisory Conference 2012: focus on outcomes of therapy. BJU Int. 2013; 111: 700-16.
18) Matsuo T, Miyata Y, Sakai H. Effect of salt intake reduction on nocturia in patients with excessive salt intake. Neurourol Urodyn. 2019; 38: 927-33.
19) Yamaguchi O, Juul KV, Falahati A, et al. Efficacy and safety of 25 and 50 μg desmopres-

sin orally disintegrating tablets in Japanese patients with nocturia due to nocturnal polyuria: results from two phase 3 studies of a multicenter randomized double-blind placebo-controlled parallel-group development program. Low Urin Tract Symptoms. 2020; 12: 8-19.
20) Ebell MH, Radke T, Gardner J. A systematic review of the efficacy and safety of desmopressin for nocturia in adults. J Urol. 2014; 192: 829-35.
21) Juul KV, Malmberg A, van der Meulen E, et al. Low-dose desmopressin combined with serum sodium monitoring can prevent clinically significant hyponatraemia in patients treated for nocturia. BJU Int. 2017; 119: 776-84.

2章 ▶ 疾患各論

18 ▶ 神経因性下部尿路機能障害
——腎障害・症候性尿路感染のリスクを判定し，
適切な尿路管理を行う

東邦大学医療センター大橋病院 泌尿器科 教授　関戸哲利

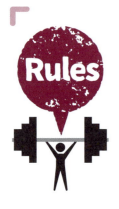

1 ▶ 神経因性下部尿路機能障害の診断に当たっては，神経因性下部尿路機能障害と診断するための必要条件を満たしているかに留意する

2 ▶ 神経因性下部尿路機能障害の診療の目標は，腎障害・症候性尿路感染に代表される尿路合併症の防止，尿失禁の改善，下部尿路症状・生活の質の改善である

3 ▶ 腎障害・症候性尿路感染を，生じ易い高リスクの神経因性下部尿路機能障害と，これらを生じにくい低リスクの神経因性下部尿路機能障害を区別することが肝要である

4 ▶ 自排尿が可能であっても清潔間欠導尿を選択すべき場合がある

5 ▶ 下部尿路機能障害の状況に応じて適切な薬物療法を追加する

 神経因性下部尿路機能障害の診断に当たっては，神経因性下部尿路機能障害と診断するための必要条件を満たしているかに留意する

　神経因性下部尿路機能障害（neurogenic lower urinary tract dysfunction：NLUTD）とは，中枢あるいは末梢神経障害による下部尿路機能障害の総称である．NLUTDをきたす代表的な疾患とその疾患におけるNLUTDの頻度を［表1］に示した[1]．
　NLUTD診断するためには，①明らかな神経障害が存在し，②その神経障害から予測される下部尿路機能障害と各種検査所見から得られた下部尿路機能障害の所見が一致し，③神経障害と下部尿路機能障害の経過に時間的な矛盾がなく，④下部尿

18. 神経因性下部尿路機能障害

[表1] 各種神経障害における神経因性下部尿路機能障害の頻度

疾患	神経因性下部尿路機能障害の頻度
脳血管障害	20〜50%
パーキンソン病	40〜70%
多発性硬化症	50〜90%
脊髄損傷	約100%
脊柱管狭窄症	約50%
二分脊椎	90〜97%
糖尿病（ニューロパチーあり）	75〜100%
骨盤内悪性腫瘍根治術	8〜57%

(Drake MJ, et al. Neurogenic urinary and faecal incontinence. Abrams P, et al. editors. Incontinence 5th edition 2013, EAU-ICUD; 2013, p.827-1000[1])
を参考に著者作成)

路機能障害の主因として他の泌尿器科的疾患（前立腺肥大症，尿道狭窄，骨盤臓器脱，膀胱憩室，膀胱結石など）の可能性が低い，ということが必要である[2]．なお，慢性的な経過をたどる神経障害の場合には③の判定は難しいことも多い[2]．さらに，多系統萎縮症や脊髄係留症候群などは，下部尿路機能障害で初発する場合もあるので注意が必要である．

 神経因性下部尿路機能障害の診療の目標は，腎障害・症候性尿路感染に代表される尿路合併症の防止，尿失禁の改善，下部尿路症状・生活の質の改善である

　NLUTDの治療の主たる目標，すなわち診療アウトカムは，①腎障害（腎機能障害・上部尿路障害）と症候性尿路感染（symptomatic urinary tract infection：sUTI）などの尿路合併症の防止，②尿失禁の改善，③下部尿路症状と生活の質（quality of life：QOL）の改善である．なお，上部尿路障害には膀胱尿管逆流や水腎症，上部尿路結石などが，腎障害以外の尿路合併症には，膀胱結石，膀胱変形，尿道損傷などが含まれる．

　診療アウトカムの優先度としては，生命予後に関連する腎障害とsUTIの防止の優先度が高い［図1］．一方，尿失禁はQOLに直結するため，腎障害やsUTIの防止が達成されている場合には社会的尿禁制の達成に注力する必要がある［図1］．下部尿路症状やQOLに関しては，NLUTD患者におけるこれらの患者報告アウトカ

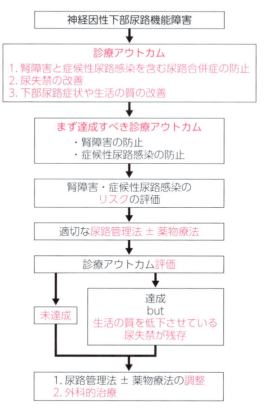

[図1] 神経因性下部尿路機能障害の診療の流れ

ムを，国際前立腺症状スコアの様に簡便に評価しうる神経因性膀胱症状スコアの日本語訳が発表されている[3]．

Rule 3　腎障害・症候性尿路感染を生じ易い高リスクの神経因性下部尿路機能障害と，これらを生じにくい低リスクの神経因性下部尿路機能障害を区別することが肝要である

NLUTDは，仙髄よりも上位の神経障害による核上型（supra-sacral）NLUTDと仙髄あるいはそれよりも下位の神経障害（末梢神経障害）による核・核下型（sacral・infra-sacral）NLUTDに分類される．さらに，核上型NLUTDは，橋排尿中枢よりも上位の神経障害（主として大脳の障害）による核上型・橋上型（supra-pontine）

18. 神経因性下部尿路機能障害

[表2] 神経因性下部尿路機能障害の分類と代表的な下部尿路機能障害

分類	下部尿路機能障害			
	膀胱（排尿筋）		尿道（括約筋）		膀胱知覚
	蓄尿相	尿排出（排尿）相	蓄尿相	尿排出（排尿）相	
核上型・橋上型	・排尿筋の不随意収縮である排尿筋過活動が認められる。・排尿筋過活動の出現時に尿道括約筋は尿禁制を維持するために活動を亢進させるが持続せず、尿道括約筋の弛緩に伴い尿失禁が生じる。	・排尿筋の収縮強度や収縮の持続が障害されるため排尿筋低活動が認められる場合が多い。	・前頭葉の病変などで尿道括約筋の不随意弛緩を認め無抑制括約筋弛緩がみられる場合がある。この場合には無抑制括約筋弛緩に続いて排尿筋過活動が生じ、尿失禁に至る場合が多い。	・排尿筋と括約筋との協調関係は維持される。・痙性やbradykinesiaに関連する括約筋の弛緩不全が認められる場合もある。	・尿意切迫感や膀胱知覚過敏性を認める。・障害部位によっては膀胱知覚はあっても尿意としての表出が出来なくなる場合もある。
核上型・橋下型	・排尿筋の不随意収縮である排尿筋過活動を認める。・完全型の脊髄障害（蓄尿相と尿排出相の区別がつかない）では、排尿排出相出現時に尿道括約筋の高圧状態での膀胱の高圧状態の程度、残尿量には、排尿筋括約筋協調不全の重症度も関与する。	・排尿筋の収縮強度や収縮の持続が障害されるため排尿筋低活動が認められる場合が多い。・尿排出相での膀胱の高圧状態の程度、残尿量には、排尿筋無収縮では、ほぼ腹圧に依存した尿排出になる。	・完全型の脊髄障害では尿道括約筋と協調である排尿筋括約筋協調不全が認められる。	・完全型の脊髄障害では排尿筋と括約筋の協調不全である排尿筋括約筋協調不全が認められる。・T10以上の脊髄障害では、障害の程度に応じて平滑筋の協調不全（排尿筋膀胱頸部協調不全）を認める場合がある。	・完全型の脊髄障害では膀胱知覚は欠如する。・不完全型の脊髄障害では、障害の程度に応じて膀胱知覚はある程度保たれ、尿意切迫感や異常膀胱知覚（腹部膨満感、自律神経症状、痙性など）、膀胱知覚過敏性を認める。
核・核下型	・膀胱の伸展性が低下している状態である低コンプライアンス膀胱が認められる場合がある。・膀胱の伸展性低下のために、低圧での蓄尿ができず、蓄尿相で膀胱低活動ながらも高圧状態となる場合もある。・膀胱の伸展性の低下は認められず、膀胱知覚低下などにより膀胱過伸展状態に至る場合もある。・膀胱過活動や尿失禁の程度には、排尿筋括約筋の重症度も関与する。	・排尿筋の収縮強度や収縮の持続が障害されるため排尿筋低活動や排尿筋の収縮が起こらない排尿筋無収縮を認める。・排尿筋低活動の重症な場合や排尿筋無収縮では、ほぼ腹圧に依存した尿排出になる。	・尿道の閉鎖不全である尿道括約筋不全を認める場合がある。・重症の尿道括約筋不全では、低コンプライアンス膀胱あるいは体動時の腹圧負荷による膀胱内圧上昇で高度の尿失禁が生じる。・尿道括約筋不全がポップオフバルブの働きをし、尿失禁が重症なる反面、著明な高圧蓄尿にまで至らない場合もある。	・尿道括約筋の弛緩不全である非弛緩性尿道括約筋不全を認める場合がある。・膀胱頸部〜近位尿道平滑筋の弛緩不全を認める場合がある。	・完全型の仙髄障害あるいは末梢神経障害では膀胱知覚は欠如する。・不完全型の仙髄障害あるいは末梢神経障害では、障害の程度に応じて膀胱知覚はある程度保たれ、異常膀胱知覚（腹部膨満感など）、膀胱知覚低下を認める。

NLUTDと橋排尿中枢よりも下位の神経障害（主として仙髄よりも上位の脊髄障害）による核上型・橋下型（infra-pontine）NLUTDに分類される．NLUTDの分類別の下部尿路機能障害を［表2］に示した．

　尿路管理法を決定する観点からは，NLUTDを高リスクNLUTDと低リスクNLUTDに分けると考え易い［表2］[4]．高リスクNLUTDは，腎障害・sUTIを生じるリスクが高いNLUTD，低リスクNLUTDはそのリスクが低いNLUTDを指す[4]．尿流動態的な観点からは，高リスクNLUTDは下部尿路の高圧環境・膀胱過伸展，あるいは多量の残尿をきたすタイプ，低リスクNLUTDは下部尿路の低圧環境が維持され，膀胱過伸展をきたさず，残尿も少ないタイプと言い換えることができる．高圧環境，過伸展，多量の残尿をきたし易い尿流動態所見を［表3］に記載した．［表2］，［表3］からわかるように，核上型・橋下型と，完全型あるいはそれに近い重症の仙髄あるいは末梢神経障害による核・核下型NLUTDは高リスクNLUTDに分類される可能性が高い［表2］，［表3］．一方，核上型・橋上型NLUTDは通常，低リスクに分類される．同じ，尿失禁でも，核上型・橋上型と核上型・橋下型NLUTDにおける尿失禁では，前者は高圧環境を伴わない尿失禁，後者は高圧

［表3］腎障害，症候性尿路感染のリスクを生じやすい高リスク神経因性下部尿路機能障害の所見

リスク因子	蓄尿相	尿排出相
下部尿路の高圧環境	蓄尿相で高圧の膀胱内圧をきたす以下の機能異常 ・高圧かつ持続する排尿筋過活動 　+排尿筋括約筋協調不全 ・低コンプライアンス膀胱 　+尿道括約筋不全が軽度〜認められない場合*	尿排出相で尿道抵抗が高い（＝機能的膀胱出口部閉塞）ことにより高圧の膀胱内圧をきたす以下の機能異常 ・尿道の弛緩不全 ・排尿筋括約筋協調不全 ・非弛緩性尿道括約筋
膀胱過伸展	・膀胱知覚低下あるいは欠如 　+無抑制括約筋弛緩や尿道括約筋不全が軽度 　〜認められない場合*	
多量の残尿		蓄尿相での高圧環境や過伸展の増悪因子となりうる ・排尿筋低活動や無収縮 ・尿道の弛緩不全，排尿筋括約筋協調不全，非弛緩性尿道括約筋

* 核・核下型神経因性下部尿路機能障害では尿道括約筋不全が軽度〜認められない場合もある．この場合，膀胱が高圧あるいは過伸展状態になっても尿道がポップオフバルブとして機能せず，膀胱の高圧あるいは過伸展状態が持続するので注意が必要である．

環境を伴う尿失禁の可能性があり，その意味合いが大きく異なることを理解しておく必要がある．なお，核上型・橋上型 NLUTD の内，脳幹部の病変や一部の変性疾患や脳血管障害などは高リスク NLUTD の場合があり, 状況に応じて精査を行う必要がある点に留意すべきである［図2］．

　低リスク NLUTD の判断は，会陰部神経学的初見，尿流測定，残尿測定，泌尿器超音波検査などを駆使して総合的に行うべきである．特に，尿流測定と残尿測定は複数回実施して慎重に診断することが重要である．高リスク NLUTD が疑われる場合には，尿路管理法の決定に際して尿流動態検査を行って下部尿路の高圧環境や膀胱過伸展の有無，多量の残尿の原因を精査すべきである．

 自排尿が可能であっても清潔間欠導尿を選択すべき場合がある

　NLUTD に対する尿路管理法としては，自排尿とカテーテルを用いる方法とがある［表4］．

　自排尿には随意排尿，反射性排尿，膀胱搾り出し排尿（用手圧迫排尿，腹圧排尿）が含まれるが，随意排尿以外は原則的に推奨されない．また，自排尿が可能な NLUTD 患者であっても，腎障害・症候性尿路感染の防止，尿失禁改善の観点から，特に高リスク NLUTD においては, 自排尿をさせずに清潔間欠導尿（clean intermittent catheterization：CIC）による尿路管理を行うべきである点は認識しておく必要がある．

　カテーテルを用いる方法には清潔間欠導尿とカテーテル留置がある．CIC は，膀胱内圧が低圧なうちかつ過伸展になる前に低圧完全排尿させる尿路管理法であり，下部尿路の生理機能を考えた場合，理にかなった尿路管理法と言える．逆に，CIC の実施に当たっては,「膀胱内圧が低圧なうちかつ過伸展になる前に低圧完全排尿させる」ように行う必要があり，導尿回数・導尿間隔の遵守が肝要となる［表4］．CIC に用いるカテーテル［表5］に関しては，患者選好，導尿困難の有無，症候性尿路感染の頻度などに基づき決定する．CIC が現実的でない場合には，最後の手段としてカテーテル留置が選択肢となる．この場合, 尿道合併症などを回避する観点から，恥骨上膀胱瘻カテーテル留置（膀胱瘻）も選択肢に含めて検討すべきである．

[表4] 尿路管理法

尿路管理法	適応	注意点
自排尿	・随意排尿が可能 ・安全な蓄尿と尿排出[*]が可能	・自排尿が認められることと安全な蓄尿と尿排出[*]が達成されていることはイコールではない点に留意する必要がある. ・随意排尿とは, 排尿反射を誘発するための刺激（反射性排尿誘発）は不要で, また, 排尿に際して用手圧迫やバルサルバ（腹圧）など（膀胱搾り出し排尿）が主体ではない, 随意的尿道弛緩と排尿筋収縮による自排尿を指す. ・運動機能障害・認知機能障害例では, 随意排尿による排尿自立を獲得させるために排尿促進法（排尿誘導）などを併用する必要がある. ・反射性排尿の反射経路としては, 脳幹・脊髄反射によるものと脊髄反射によるものがあると考えられる. ・脳血管障害による高次脳機能障害で, 尿意の表出が認められず, 運動機能障害ためにトイレでの自排尿が現実的ではない患者では, 脳幹・脊髄反射によるオムツ内への自排尿が安全な蓄尿と尿排出[*]と判断された場合には, オムツ内への反射性排尿を許容せざるを得ない場合もある. ・慎重な症例選択が行われた男性頚髄損傷患者では, 排尿筋括約筋協調不全に対する経尿道的括約筋切開術を併用した上で反射性排尿誘発が適応となる場合がある. ・用手圧迫やバルサルバ（腹圧）などによる膀胱搾り出し排尿は推奨されない.
清潔間欠導尿	・随意排尿が不可能 ・随意排尿では安全な蓄尿と尿排出[*]が達成不能	・自排尿が認められていても, 安全な蓄尿と尿排出[*]の観点から, 清潔間欠導尿を選択すべき患者がいる点に留意する必要がある. ・低圧で蓄尿しているうち, かつ, 過伸展になる前に, 低圧で, 残尿なく導尿することが基本である. このため, 膀胱蓄尿機能障害の状態に見合った1回導尿量と導尿回数（間隔）を設定し, その後は, 導尿日誌を用いて, 導尿時刻や水分摂取量を調整する必要がある. ・在宅においては清潔間欠「自己」導尿でないと長期的な継続は困難である. この観点からは, 自己導尿の必要性と手技, 導尿回数（間隔）を理解可能な認知機能を有し, 手指の巧緻性と坐位保持の機能が保たれていることが必要である. ・清潔間欠自己導尿の受け入れとアドヒアランスには, 医療従事者による指導・教育, 適切な経過観察が重要である. ・根拠もなく水分摂取量を励行する指導はしてはならない. ・各種カテーテル（再利用型, 非親水性ディスポーザブルカテーテル, 親水性カテーテル）の選択は患者選好, 導尿困難の有無, 症候性尿路感染の頻度などで決定する. ・夜間多尿あるいは外出時に導尿が出来ない事による高圧蓄尿や膀胱過伸展への対策としては, 間欠式バルーンカテーテルの使用が考慮される. ただし, 清潔間欠導尿の代替となる尿路管理法ではないことと, 留置時間は可及的に短時間（最長12時間）に留めることを患者に十分に教育する必要がある.
カテーテル留置	・清潔間欠導尿が不可能	・長期的な合併症の観点から, 最後の手段と考えられる. ・尿道合併症などを回避する観点から, 恥骨上膀胱瘻カテーテル留置（膀胱瘻）も検討すべきである.

[*]低圧で過伸展に至ることなく蓄尿可能で, 高圧になることなく, 多量の残尿（>100〜150mL）なく, 尿排出（排尿）が可能な状態

18. 神経因性下部尿路機能障害

[表5] 清潔間欠導尿に用いられるカテーテル

		利点	欠点	備考
使い捨てカテーテル	ポリビニール製カテーテル	・安価 ・カテーテルの洗浄や消毒が不要	・潤滑剤の塗布必要	・外出の多い患者で有用
	親水性コーティングカテーテル	・カテーテルの洗浄や消毒不要 ・潤滑剤の塗布不要 ・非親水性カテーテル(カッコ内)と比べて: 　a. 引き抜きに要する力が少ない 　b. 挿入性が良好, 疼痛が少ない 　c. 尿路感染症発症リスクを低下 　d. 血尿のリスク(尿道損傷)を低下	・高価 ・親水性コーティング部分は把持した時に滑りやすい	・以下の患者で使用を考慮 　a. 男性 > 女性 　b. 導尿困難の既往 　c. 尿道損傷の既往 　d. 再発性尿路感染症 　e. 外出が多い
再使用可能カテーテル	シリコン製カテーテル	・医療廃棄物による環境負荷が使い捨てカテーテルに比べて低い	・使用後に毎回洗浄や消毒液への浸漬が必要 → 外出時に不便	
	間欠式バルーンカテーテル	・外出時や夜間の導尿が回避可能 　→ QoL向上, 膀胱過伸展防止 　→ 行動範囲拡大, 社会復帰可能, 介護負担軽減, 尿失禁消失 ・有熱性尿路感染症, 膿尿, 膀胱結石の発生率は尿道カテーテル留置よりも低く, 清潔間欠導尿のみと同等	・膿尿増悪 ・誤操作による尿道損傷	・患者あるいは介護者が清潔間欠導尿の手技を習得していることが必須 ・留置時間は可及的短時間(最長12時間)

20歳代の二分脊椎の女性

生下時から用手圧迫排尿による尿路管理を行っていた. CIC実施歴なし. 約10年前, 小児病院通院の年齢制限の関係で当院へ紹介. 受診時, 尿失禁を認めた. 挙児希望もあり. 過去2回の尿流

動態検査では膀胱内圧 55〜75cmH$_2$O の用手圧迫排尿．残尿なし．妊娠中に用手圧迫排尿を継続することは難しいと考えられたため，将来的なことを考え約 10 年間，CIC の導入を説得．約半年前の尿流動態検査では，排尿筋の随意収縮は認められず膀胱内圧 90cmH$_2$O 程度の用手圧迫排尿［図 2］．残尿量 40mL．なお，蓄尿相では，80mL 程度から一過性の排尿筋過活動が持続し膀胱容量は 120mL．ようやく CIC を受け入れたため，自排尿なし，1 日 5 回の CIC と β$_3$ 受容体作動薬の投与で失禁は消失．導尿日誌上，1 回導尿量は 250mL 程度で推移．

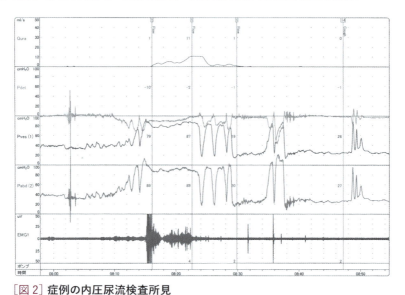

［図 2］症例の内圧尿流検査所見

Rule 5　下部尿路機能障害の状況に応じて適切な薬物療法を追加する

薬物療法は，あくまでも適切な尿路管理法を補完するものである［図 1］，［図 3］．蓄尿機能障害に対する治療薬としては，膀胱の低圧化と膀胱容量の増加による腎障害・sUTI の防止，尿失禁の改善を期待して，β$_3$ 受容体作動薬や抗コリン薬が用いられる．一方，尿排出機能障害に対する治療薬としては，随意排尿症例において尿道抵抗を低下させて膀胱排尿効率を改善させる効果を期待して α$_1$ 遮断薬が用いられる．なお，ムスカリン受容体作動薬やコリンエステラーゼ阻害薬など排尿筋の収縮機能の改善目的に投与される薬剤に関しては，NLUTD における十分なエビデン

18. 神経因性下部尿路機能障害

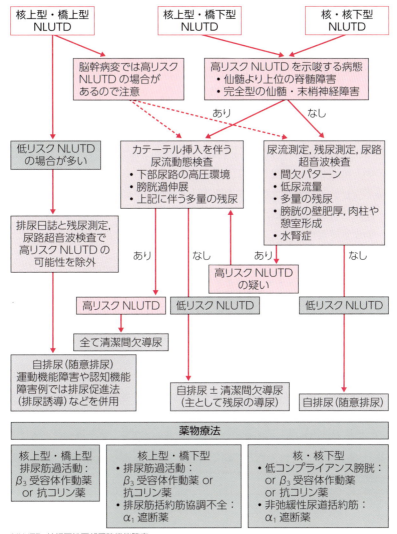

NLUTD, 神経因性下部尿路機能障害

[図3] 神経因性下部尿路機能障害の分類別・リスク別の尿路管理法

スがなく，尿道抵抗を上昇させる，すなわち機能的膀胱出口部閉塞を悪化させる可能性も指摘されている点に留意する必要がある．

1 STEP UP

保存的治療抵抗性の NLUTD に対しては外科的治療も選択肢となる.

尿路管理法や薬物療法を最大限調整しても，腎機能障害・上部尿路障害や症候性尿路感染の防止が達成されない，あるいは社会的尿禁制が獲得されない場合には，適応を慎重に検討した上でボツリヌス毒素膀胱壁内注入療法，仙骨神経刺激療法，腸管利用膀胱拡大術，尿失禁防止手術などの外科的治療が行われる場合がある[5-7]．

この内，核上型・橋下型 NLUTD における保存的治療抵抗性の排尿筋過活動に対するボツリヌス毒素膀胱壁内注入療法は，膀胱鏡下に施行可能な低侵襲治療であり，効果と有害事象の観点から難治例に対する第一選択の治療法といえる[5-7]．一方，脳血管障害やパーキンソン病など核上型・橋上型 NLUTD におけるエビデンスはまだ十分とはいえない．

仙骨神経刺激療法は，特発性難治性過活動膀胱においてボツリヌス毒素膀胱壁内注入療法と並んで 2 大低侵襲治療の 1 つに位置付けられている．NLUTD における保存的治療抵抗性の排尿筋過活動に対する仙骨神経刺激療法に関しては，症例を十分に選択すれば有効な可能性があるが，NLUTD の原疾患別，あるいは分類別のエビデンスは十分とは言えないのが現状である．

保存的治療抵抗性の排尿筋過活動や低コンプライアンス膀胱に対する腸管利用膀胱拡大術や治療抵抗性の尿道括約筋不全に対する尿失禁防止術は，脊髄障害や二分脊椎に伴う NLUTD における検討が大部分を占めている．これらの外科的治療は，有効性が高い反面，手術合併症も多岐にわたるため，その侵襲性の高さも考慮すると，実施に際しては患者との間で十分な shared decision making を図ることが必要である．

■ 文献

1) Drake MJ, Apostolidis A, Emmanuel A, et al. Neurogenic urinary and faecal incontinence. Abrams P, et al. editors. Incontinence 5th edition 2013, EAU-ICUD; 2013, p.827-1000.
2) 井川 靖彦, 百瀬 均. 神経因性膀胱という名の功罪. 臨泌. 2014; 68: 269-72.
3) 関戸 哲利, 他. The Neurogenic Bladder Symptom Score の日本語訳の作成. 日泌尿会誌. 2023; 114: 35-52. Sekido N, et al. Clinical guidelines for the diagnosis and treatment of lower urinary tract dysfunction in patients with spinal cord injury. Int J Urol. 2020; 27: 276-88.
4) Ginsberg DA, Bone TB, Cameron AP, et al. The AUA/SUFU Guideline on Adult Neuro-

genic Lower Urinary Tract Dysfunction: Diagnosis and Evaluation. J Urol. 2021; 206: 1097-105.
5) Ginsberg DA, Bone TB, Cammeron AP, et al. The AUA/SUFU Guideline on Adult Neurogenic Lower Urinary Tract Dysfunction: Treatment and Follow-up. J Urol. 2021; 206: 1106-13.
6) European Urological Association. EAU guidelines on Neuro-Urology. 2022. ⟨https://uroweb.org/guidelines/neuro-urology⟩
7) Sekido N, Igawa Y, Kakizaki H, et al. Clinical guidelines for the diagnosis and treatment of lower urinary tract dysfunction in patients with spinal cord injury. Int J Urol. 2020; 27: 276-88.

2章 ▶ 疾患各論

19 ▶ 女性泌尿器科

京都府立医科大学 泌尿器科学教室 講師　藤原敦子

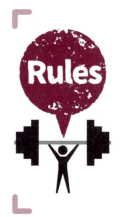

1 ▶ その尿失禁はなに失禁？　徹底的に問診を！
2 ▶ 非典型的，難治性尿失禁をみたら台上診を
3 ▶ 骨盤臓器脱の診察は，「どこ」が「どれだけ」出ているかを確認する
4 ▶ 骨盤臓器脱の術後の排尿状態の変化（特に腹圧性尿失禁の発症）については術前に重々説明を！
5 ▶ その症状 GSM かも!?

Rule 1　その尿失禁はなに失禁？　徹底的に問診を！

　女性に多い尿失禁として，腹圧性尿失禁と切迫性尿失禁，その混合である混合性尿失禁がある．それらの鑑別の基本は，問診である．どんなときに，何を契機に尿失禁が起こるのかを聞き出すことが重要である．腹圧性尿失禁では，教科書的には咳やくしゃみ，走る，などで尿失禁が生じるとされているが，それ以外にも，上のものを取ろうとして伸び上がるとき，起き上がるときなどに生じるという訴えがよく聞かれる．切迫性尿失禁では，「尿意切迫感＝突然起こるがまんできない強い尿意」を聞き出すことがポイントであるが，「尿意切迫感」は患者にとって理解が難しいことが珍しくない．水を触ったり，水の音を聞いたりすることで突然の尿意が起こる，家に帰ってきたとたんカギを開けようとすると突然の尿意で尿がもれる，など具体的なシチュエーションを提示しながら問診を行うと理解が得られやすいことがある．例えば，「トイレに行くまでに階段を下りていたら漏れます」というような症例の場合，尿意切迫感があって切迫性尿失禁なのか，階段を降りるという腹圧での腹圧性尿失禁なのかの鑑別が必要となる．症例によっては問診での鑑別が容易でないこともあるが，日常生活において他にどんなときに尿失禁が起きるのかなど具体的に質問し聞き出すことが尿失禁鑑別のヒントになりうるため，詳細な問診を心

がける．

　その他，腹圧性尿失禁と間違いやすい失禁として，女児や若年女子（主に teen-ager まで）の笑ったときの尿失禁があり，「giggle incontinence（笑い尿失禁）」といわれる．笑ったときには尿が漏れるが，咳やくしゃみ，運動などほかの腹圧時には尿失禁がない．はっきりした原因は不明であるが，笑ったときに膀胱の不随意収縮が起こることによると考えられており，一般的には成長とともに消失する．

Rule 2　非典型的，難治性尿失禁をみたら台上診を

　前述したように，女性の尿失禁の診断においては問診がまず重要であるが，詳細な問診でも尿失禁のタイプがよくわからないことも珍しくない．女性下部尿路症状診療ガイドライン[1]や，過活動膀胱診療ガイドライン[2]には一般医家での一次治療に効果不十分な女性過活動膀胱に対する専門医の診察として，台上診が推奨されている．泌尿器科医にとって砕石位は，膀胱鏡を行ったり，前立腺生検を行ったりするための体位としてなじみ深いが，女性泌尿器科診察においても重要である．骨盤臓器脱を有する女性のうち，37〜88％の女性が過活動膀胱を合併しているとの報告[3,4]もあり，一次治療に効果不十分な女性 OAB 患者においては骨盤臓器脱の合併の有無を確認する（台上診困難な場合には最低限問診で下垂感の有無など骨盤臓器脱症状の確認は必要）．また，問診で腹圧性尿失禁が疑われるがはっきりしない場合には，蓄尿状態で砕石位で診察することで尿道過可動の有無や，咳や腹圧による尿失禁の有無（咳テスト）の確認ができる．また，昼夜ともなくだらだら常に漏れているというような持続性尿失禁の訴えのある患者では，膀胱腟瘻や尿道腟瘻，尿管腟瘻の可能性も考慮して，腟内をクスコなどを用いて診察し，液体の貯留がないか（あればそれを生化学検査に提出して BUN/CRE を測定する）の確認，または，インジゴカルミンを静脈内注射し，腟内が青染しないかの観察も行う．

Rule 3　骨盤臓器脱の診察は，「どこ」が「どれだけ」出ているかを確認する

　骨盤臓器脱は，骨盤の臓器が経腟的に下垂する疾患であり，下垂する臓器によって膀胱瘤，子宮脱，小腸瘤，直腸瘤などさまざまな種類がある．診断には砕石位での診察が最も有用であり，安静時，怒責時に腟を観察し，脱出部位の評価を行う［図1］．基本として，腟前壁を評価する際には腟後壁を軽く圧迫して評価し，腟後壁を評価する際には腟前壁を圧迫して診察する．その際に L 字型の鉤（Simon 式など）

ⓐ 代表的な骨盤臓器脱

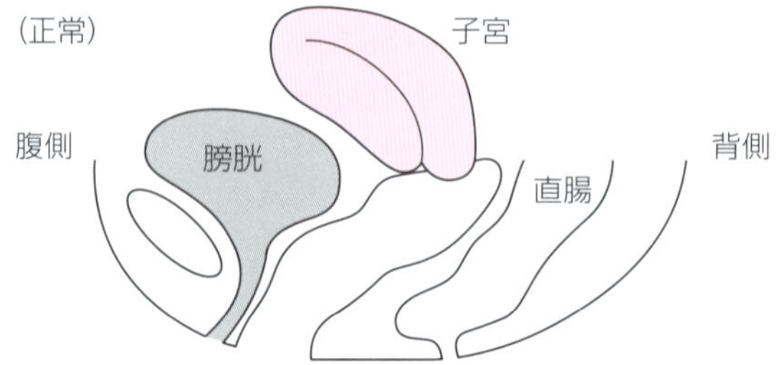

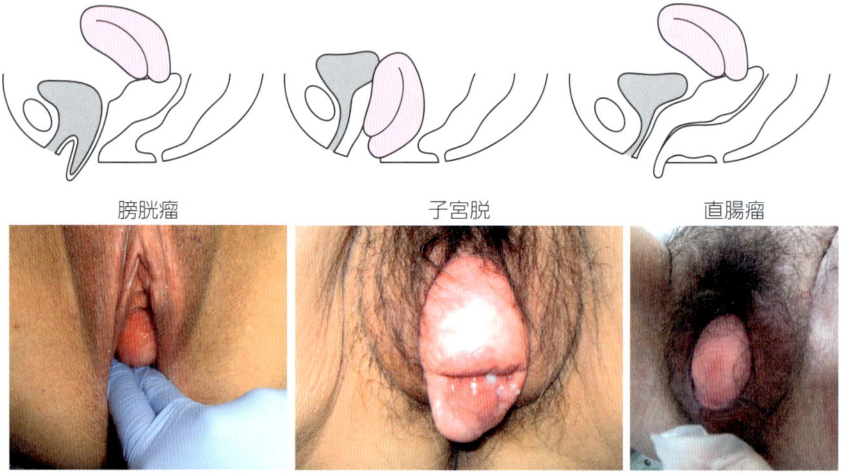

（正常）

腹側　　膀胱　　子宮　　直腸　　背側

膀胱瘤　　　　子宮脱　　　　直腸瘤

ⓑ 膀胱瘤と子宮脱の合併例

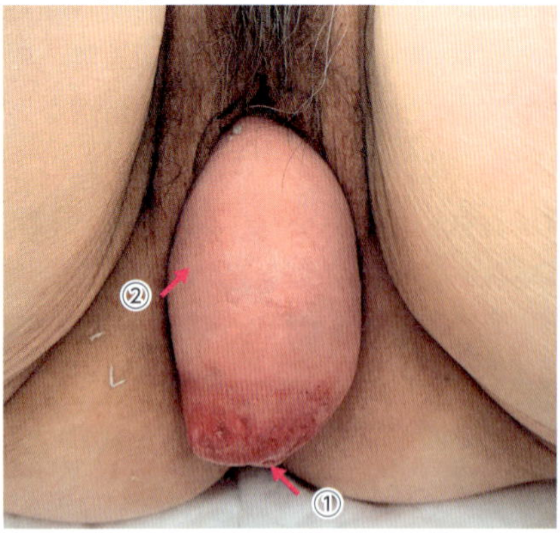

子宮頸管（①）の前方から膀胱瘤（②）が脱出している．

ⓒ 小腸瘤（MRI 矢状断）

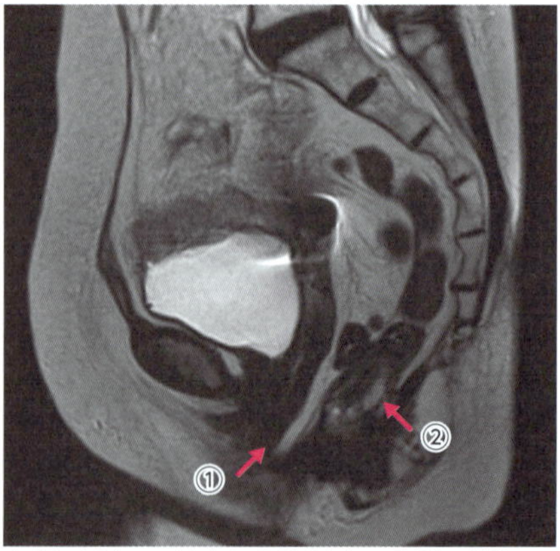

直腸（②）の前方から腹腔内の脂肪（①）が脱出している．

[図1] 骨盤臓器脱の種類と見え方

19. 女性泌尿器科

があれば便利であるが，もしない場合でも［図1❶a］左図のように指で腟壁を圧迫すれば診察は可能である．腹圧時の診察時，「いきんでください」というと逆に腟周囲の筋肉が緊張して脱が確認できないことがしばしばあるため，筆者はまず咳をするよう指示し，咳をした状態で再度いきむよう指示し脱を観察している．朝早い時間の診察や長い間外来で座って待っていた後には脱が確認できないことがあり，午後の診察にする，歩行後に診察する，立位で診察するなど，診察時に骨盤臓器脱を再現できるよう工夫する．まず子宮頸管の位置を確認し，子宮頸管より前方（腟前壁）が脱出しているか，後方（腟後壁）が脱出しているかを確認することが基本である．一つではなく複数の骨盤臓器脱の合併も多い［図1❶b］．前壁が下垂していれば膀胱瘤［図1❶a左図］，子宮頸管の下垂が視認できれば子宮脱［図1❶a中図］，後壁が下垂していれば小腸瘤や直腸瘤と考えられる．特に直腸瘤は肛門から直腸診をし，肛門から挿入した指が後腟壁から脱出するかどうかで簡単に診断できる［図

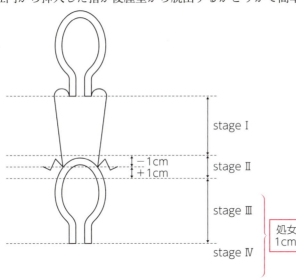

stage I	腟壁のもっとも下降している部分が処女膜輪より1cm以上上方にある．
stage II	腟壁のもっとも下降している部分が処女膜輪より1cm上方と1cm下方の間にある．
stage III	腟壁のもっとも下降している部分が処女膜輪より1cm以上下方にある．
stage IV	後腟円蓋部が完全に脱出し，腟壁のもっとも下降している部分が腟長−2cm以上である．

[図2] **POP-Q stage による重症度分類**
(Swift S. Theofrastous: Textbook of Female Urology and Urogynecology; 2001. p.575-85)

1 ⓐ右図］．小腸瘤は，直腸診で確認した腟後壁の脱出のさらに頭側からの腟壁の膨隆があれば疑う．MRI を撮像すれば矢状断像でダグラス窩の下垂が確認可能である［図1 ⓒ］．

　客観的指標としては，POP-Q（pelvic organ prolapse quantification）が一般的である．腹圧をかけた状態で前腟壁，後腟壁，子宮頸部が処女膜輪を基準にして何 cm 出ているか（処女膜輪より出ていれば＋，引っ込んでいれば−で表す）を記載する．このスコアをつかえば，どの部分がどの程度下垂しているか，数値として客観的に評価可能である．このスコアで最も脱出している箇所の程度で stage がつけられる［図2］．一般的には stage Ⅲ以上で手術適応となることが多いため，POP-Q スコアまでつけられない場合でも，一番脱出している部分が腟のどの部分で，1cm 以上脱出しているかどうかが判断できれば，侵襲的な治療の対象かどうかのおおまかな判断ができる．

骨盤臓器脱の術後の排尿状態の変化（特に腹圧性尿失禁の発症）については術前に重々説明を！

　骨盤臓器脱を有する患者のうち，44〜54%[3,5]が腹圧性尿失禁を合併しているとも報告されており，同じ骨盤底障害として両者は併存しやすい．ただ，一般的に骨盤臓器脱が重症になると尿道の屈曲などで排尿症状が前面に出やすくなり，手術によって下部尿路の閉塞が解除されると腹圧性尿失禁が顕性化する．骨盤臓器脱術後の de novo SUI は，術式によってもその発生率は異なるが軽症のものも含めると50％程度に出現するとの報告もあり，術前にその可能性は必ず説明しておく必要がある．骨盤臓器脱は QOL 疾患であるため，術後に QOL を害するほかの要因が出現すると患者の満足度に大きな影響を与えうる．説明不足，理解不足からの術後のトラブルを防ぐためにも特に十分な配慮が必要であると考える．

その症状，GSM かも!?

　GSM（genitourinary syndrome of menopause）とは，閉経関連泌尿生殖器症候群という 2014 年に提唱された用語[6]で，閉経に関連した尿路および生殖器のさまざまな症状を表す疾患である．かつては萎縮性腟炎と呼ばれていたが，閉経後の尿生殖系に関連する症状・病態を示すには不十分であるため新たに提唱された用語である．エストロゲンや他のステロイドホルモンの低下に伴って陰唇，クリトリス，

19. 女性泌尿器科

腟，尿道，膀胱等に変化が生じることによる症候と定義されており，①陰部の乾燥，ひりひりした感じ，②性交時痛等の性交障害，③尿意切迫感や排尿困難，繰り返す尿路感染症等の尿路症状を含む．①〜③のうち複数の症状を呈することが多いとされている．泌尿器科外来では，陰部のひりひり感，それに伴う頻尿等を訴えて受診することがある．閉経時期の女性でそのような症状があり，他の疾患が否定的であった場合には，GSMを疑い，内診で腟，外尿道口周囲，陰部の乾燥や，圧痛，萎縮所見を確認する．どの程度の乾燥，萎縮が病的であるのかの基準は明確でないため，本疾患や産婦人科的診察に慣れていない医師にとっては判断が困難であるが，圧痛所見や乾燥所見は泌尿器科医でも比較的確認が容易であり診断の助けになると感じている．一般的には過活動膀胱治療薬の効果は限定的であり，陰部の保湿やエストロゲン腟錠や軟膏などの局所投与，または女性ホルモンの全身投与が有効であるとされている．保険適用外ではあるがレーザー治療が有効という報告もある．患者は様々な症状を訴えることが多いため，不定愁訴と考えてしまいがちであるが，罹患率が高く最近注目されている疾患であり，自分で治療までは行わずとも，このような疾患概念について知っておくことが重要と考える．

54歳　女性

主訴：尿意切迫感，尿道の違和感

3年前ごろから上記自覚．尿道付近の違和感が常にあり，常に尿に行きたい感じで頻尿である．切迫性尿失禁はない．いままで複数の泌尿器科を受診，過活動膀胱治療薬を内服も効果が乏しかった．

GSMでは尿意切迫感，頻尿を患者が訴えることがあり，OABとして加療されることがあるが，患者の話をよく聞くと，「突然の強い尿意」ではなく，「陰部のひりひり感があるから尿に行きたくなる」というように陰部の不快感がきっかけで頻尿を呈していることが多い．切迫性尿失禁は呈さず，本例のように夜間就寝時（無意識下）では膀胱容量が十分であることが多い印象がある．

尿検査：異常なし　残尿測定　残尿なし
内診：腟前庭，外尿道口付近を触ると疼痛
排尿記録：[図3]
膀胱鏡検査：膀胱内異常なし　ハンナ病変を疑う所見なし

排尿記録 (Frequency Volume Chart)

ID_____ 氏名_____ 年齢____歳 性別 男性・女性

時間	月 日( ) 分	排尿量 (ml)	尿意の強さ (0,1,2,3,4,5) (不快感・痛み)	月 日( ) 分	排尿量 (ml)	尿意の強さ (0,1,2,3,4,5) (不快感・痛み)	月 日( ) 分	排尿量 (ml)	尿意の強さ (0,1,2,3,4,5) (不快感・痛み)
午前0時	0	150	尿出口不快	0	30				
1時									
2時				30	50	排尿後不快			
3時									
4時									
5時									
6時									
7時	起床 0	590	下腹部不快						
8時									
9時	30	200		30	660	下腹部不快			
10時	0	30							
11時				30	90				
午後0時									
1時	15	150		30	120	排尿後不快			
2時									
3時	30	140		0	50				
4時									
5時									
6時				30	200				
7時	30	30	尿出口不快						
8時									
9時	0	80	尿出口不快						
10時				30	50	尿出口不快			
11時									
合計									

2021.1.1,500 ①

[図3] 排尿記録

→ GSMの疑いにて，エストリール®腟錠を開始．強い尿意，尿道付近の違和感は改善，排尿回数も減少した．

1 STEP UP

高齢女性では時々ある陰唇癒着

　陰唇癒着症は後天的に左右の陰唇が正中で癒着する外陰部疾患である．小児に多いが，閉経後の女性でも低エストロゲン状態を基礎に，炎症や感染，外傷等が加わることにより発症するとされている．排尿症状（排尿困難，遷延排尿等）と尿失禁（癒着した陰唇の中に尿がたまるため，排尿後立ち上がったときや陰部が押されたときに尿が漏れるという症状が起こる）を訴えることがある．

　本症例は「立ち上がったときに漏れる」という患者の訴えで腹圧性尿失禁と判断されていた80歳女性で，1年以上薬物療法や骨盤底筋体操でフォローされていたが改善せず，女性泌尿器科外来に紹介されてきた．問診を行うと，「立ち上がると漏れる．排尿の後にだらだら漏れる」，「1年前から尿も出にくい」とのことで，治療難渋例であり，問診で尿失禁のタイプがはっきりしないため，台上診を行ったところ［図4］のような陰唇癒着を認めた．

　台上診で確認しさえすれば診断は容易で，癒着剥離術を施行し排尿症状，尿失禁は消失した．よく問診し，典型的でなければ台上診を行うべきである．

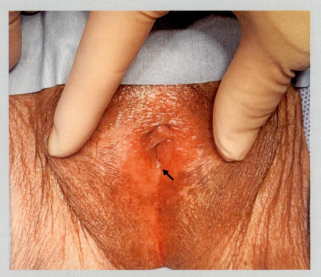

［図4］高齢女性では時々ある陰唇癒着
ピンホール状の穴（矢印）があり，そこから尿が出ていた．

■文献

1) 日本排尿機能学会, 日本泌尿器科学会, 編. 女性下部尿路症状診療ガイドライン 第2版. リッチヒルメディカル. 2019.
2) 日本排尿機能学会, 日本泌尿器科学会, 編. 過活動膀胱診療ガイドライン［第3版］. リッチヒルメディカル. 東京: 2022.
3) Lawrence JM, Lukacz ES, Nager CW, et al. Prevalence and co-occurrence of pelvic floor disorders in community-dwelling women. Obstet Gynecol. 2008; 111: 678-85.
4) De Boer, TA, Salvatore S, Cardozo L, et al. Pelvic organ prolapse and overactive bladder. Neurourology and Urodynamics: Official Journal of the International Continence Society. 2010; 29: 30-9.
5) Slieker-ten Hove MC, Pool-Goudzwaard AL, Eijkemans MJ, et al. The prevalence of pelvic organ prolapse symptoms and signs and their relation with bladder and bowel disorders in a general female population. Int Urogynecol J Pelvic Floor Dysfunct. 2009; 20: 1037-45.
6) Portman DJ, Gass ML. Vulvovaginal Atrophy Terminology Consensus Conference Panel: Genitourinary syndrome of menopause: new terminology for vulvovaginal atrophy from the International Society for the Study of Women's Sexual Health and the North American Menopause Society. J Sex Med. 2014; 11: 2865-72.

2章 疾患各論

20 性分化疾患（小児泌尿器科）
——性分化疾患による性別判定不明瞭児の取り扱いは，泌尿器科緊急疾患！

佐賀大学医学部 泌尿器科学講座 教授　野口　満

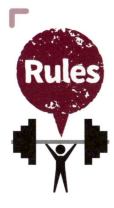

1▶ 性分化疾患による外性器形態異常による性別判定不明瞭児では，性別よりも生命優先

2▶ 性別判定不明瞭児の性別は安易に単独では決めてはならない！

3▶ 戸籍登録は14日以内だが，waiting可能

4▶ 染色体，遺伝子検査は両親の同意をとって行う

5▶ 医療側の意見統一のもと病態を両親・家族へ説明を

6▶ 先天性副腎皮質過形成の女児では，ステロイドホルモン補充を行い外陰部形成術

7▶ 戸籍上の性と異なる性腺成分は，思春期までに摘出されることが推奨される

8▶ 性分化疾患は経験豊富な施設で診療されるべきである

 Rule 1 性分化疾患による外性器形態異常による性別判定不明瞭児では，性別よりも生命優先

　性分化疾患による外性器形態異常で出生した児の場合，性別判定が困難で性別判定不明瞭児として産科，新生児科より外陰部のことから泌尿器科へコンサルとされることがある．まず出産後は，産科医あるいは助産師から，外陰部の形態により「男の子ですよ」，「女の子ですよ」と告げられるのが通常である．特に遺伝子検査もせず宣言されるわけで，世間一般の常識では，生まれてきたお子さんが，「男児か女児かわからない」などとはあり得ないことで，この取り扱いは極めて慎重かつ適切に，

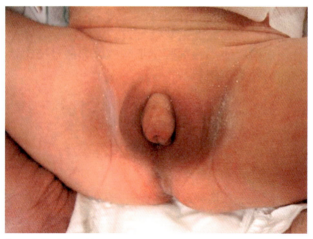

[図1] 外陰部形態の非典型例
(46XX) 女児

そして迅速に行われなければならない．性別判定不明瞭児の場合，その病因は，染色体，性腺，内分泌学的および解剖学的異常など様々である．その多くが性分化疾患（difference of sex development：DSD）による外性器形態異常であることが多い．［図1］は男児様の外陰部形態に見えるが，実は46XXの女児である．見た目だけで性別を決めてしまうと，大変なことになる．この症例は先天性副腎皮質過形成で，性分化疾患のなかでも比較的頻度は高めである．この疾患では酵素欠損によりステロイドホルモンの生合成障害が生じ，このため女児であるにも関わらず外性器の男性化徴候を呈する．一方，先天性副腎皮質過形成の場合，ステロイド生合成障害による電解質異常等も呈し，生命危機が生直後より迫っていることもある．このような状態の場合は，性別判定は次のステップとし，生命優先の医療が行われることとなる．また，女児の外陰部形態異常で共通泌尿生殖洞を認めるケースがある．膣前庭が未熟で膣口が存在せず，このような場合は，膀胱からの尿排出が不良で尿が膣，子宮へと流入し両側水腎症から腎後性腎不全を呈している場合がある［図2, 3］．速やかに尿ドレナージが必要であるが，解剖学的異常で導尿を試みてもカテーテルが膀胱に挿入できず膣・子宮へと入ることも多い．必要時は麻酔下にファイバーを用い膀胱内にカテーテルを留置し腎不全を脱する処置を行う．このように急性副腎不全や急性腎不全を呈していれば，生命危機の脱出が優先される[1]．もちろん，生直後からの性別判定の取り扱いは，泌尿器科緊急疾患とし対応せねばならない．

20. 性分化疾患（小児泌尿器科）

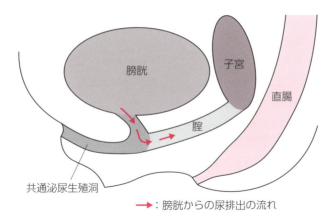

[図 2] 共通泌尿生殖洞での尿ドレナージ不良のメカニズム

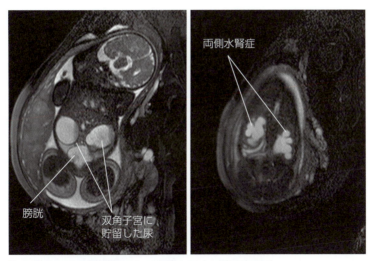

[図 3] 共通泌尿生殖洞による両側水腎症（胎児 MRI）
図 2 に示すメカニズムにより，両側水腎症を呈し，腎機能障害から羊水過小を認める

Rule 2 性別判定不明瞭児の性別は安易に単独では決めてはならない！

　性別判定不明瞭に関するコンサルトは，前ぶれなく突然やってくるため準備のしようもない．もちろん，この領域の専門医にその対応は委ねられるのであるが，経験のある専門医が各施設に常勤しているとは限らず，専門医に任せる前の first call

時に間違った対応をしないようにしておきたい．外陰部の形態から，「たぶん男児だと思う」，「とりあえず女児にしておきましょう」など，決して一人で安易に性別を決めないことがポイントである．さらに「男の子か女の子かどちらかわからない！」，「こんなの初めて見る」，「異常」などと言った言動は，両親，特に出産したばかりの母親には重く残る言葉で決して発言してはならない．このような言葉が後々の母親，両親の養育に影響する．初期対応としては，「外性器の発育が未熟のため，検査を行い判断しましょう」，「専門の施設でお子さんの検査をして頂き，対応させてください」といった対応が望まれる．間違った対応をした場合，その子の将来を左右し，お子さんだけでなくご家族をも苦しめることとなる．専門医を含めチーム医療のもと，病態を診断し性別が決められるべきであり，くれぐれも単独で性別を決めることは避けねばならない．自院での対応が困難であれば，経験豊富な専門施設へ至急連絡し対応を委ねる．また，専門施設においても多職種で対応するチームを編成し，緊急時の性別判定不明瞭児のみならず，思春期に発覚する性分化疾患にも対応できるよう日頃からの準備が望まれる（1 step up 参照）．

Rule 3　戸籍登録は 14 日以内だが，waiting 可能

本邦では，戸籍法により生後 14 日以内に子の名，性別，出生の日時・場所，嫡出の有無，父母の氏名・本籍を届けねばならない．しかし，性別判定が不明な場合，性別と名は空欄として届けることができる[2]．あわてて，不確実な性別とそれをもとにした命名で戸籍登録はしないようご両親，ご家族に説明が必要で，可能であれば施設にいるソーシャルワーカに対応してもらうことがよい．その後，病態，性別を確定させた後に，性別と名を届ける（追完）よう説明する．一度，戸籍に登録した後に，医学的理由で診断書を提出し家庭裁判所で変更することは可能である．しかし，事務的にも負担なばかりでなく，その子の社会的背景，心的影響を及ぼしかねないため慎重な対応が求められる．一方，現在の医療レベルでは染色体検査，ホルモン検査，画像検査などを含め，戸籍の届け出期限である生後 14 日以内に病態，性別が確定できることが多い．

Rule 4　染色体，遺伝子検査は両親の同意をとって行う

性別不明瞭児の病態と性別確定のためには，染色体，遺伝子検査は必須検査と思われる．この場合，医療者は十分な倫理的配慮を行い，検査の必要性をわかりやす

20. 性分化疾患（小児泌尿器科）

く説明し，検査説明文と同意書を作成しご両親の同意のもと検査を行う[3]．その他，ホルモン検査，画像検査などについてもその都度，検査の必要性をわかりやすく説明しご理解頂き検査を行う．検査結果は個人情報として厳重に管理されねばならない．

Rule 5　医療側の意見統一のもと病態を両親・家族へ説明を

　ご自分たちの児が"男の子か女の子かわからない！"とはご両親にとってとてもショックで計り知れないストレスである．その状況にご両親，ご家族は戸惑い，不安感でいっぱいで，医療者の一挙一動，言葉の端々まで気になる．このような状況に，小児科医，泌尿器科医，看護師などの医療者側の説明や考え方がまちまちでは混乱をきたすだけでなく，医療者，施設への不信感が増すだけである．したがって，検査結果の解釈については，医療スタッフをはじめ，チーム内で統一見解を持ち対応せねばならない．検査結果が出る度に説明が二転三転してはならず責任をもって説明する医療者をチーム内で決めておくことがよい．検査結果の説明はある程度方向性が決まり，まとまった時点で行い，説明するときは，両親そろっての場で，もし両親の希望があれば祖父母の同席のもと行う．出産を終えた母親の体調を気遣い，母親を除いての説明は，かえって母親を不安にすることになる．母親は，自分に聞かせたくないようなことを説明しているのではないかと思ってしまう可能性があり，母親が説明を聞くことができないような精神状態である場合を除き，ご両親そろっての場で説明を行う．また，説明についてもとてもナイーブな話であることから，病棟の大部屋での説明などは行ってはならず，プライバシーが保たれ精神的にも落ち着くような部屋での説明等の配慮をする．説明時も医師だけでなく，大人数にならない範囲で説明後の養育にもサポートできるよう看護師，助産師，ケースワーカーの同席が必要である．また，遺伝子カウンセリングを受けることができることも説明しておく．

Rule 6　先天性副腎皮質過形成の女児では，ステロイドホルモン補充を行い外陰部形成術

　女児の先天性副腎皮質過形成は，副腎皮質ステロイドホルモンの生合成障害によりコルチゾール欠乏とACTH過剰産生を病因とする．このため，副腎アンドロゲン産生亢進が起こり外性器の男性化を認めることが大部分である．染色体は46XXで

あり性腺（卵巣）は腹腔内にある．肥大した陰核と共通泌尿生殖洞から尿道下裂と停留精巣を呈した男児と誤認されやすい．新生児マス・スクリーニングにより早期に発見されるようになったが，出生時にはスクリーニング検査はされていないことから臨床症状と外陰部形態から鑑別されることとなる．先天性副腎皮質過形成では，糖質コルチコイド，鉱質コルチコイド補充を生涯行い，女児では外陰部の男性化に対して外陰部形成術，尿路形成が行われる．必要があれば多段階手術で対応されるが，初期治療はコルチコイド補充で皮膚の色素沈着がとれた1～2歳頃に行われる．

Rule 7　戸籍上の性と異なる性腺成分は，思春期までに摘出されることが推奨される

　性分化疾患では，届けた戸籍の性別と異なる性腺成分が体内に存在することがある．この場合，思春期以降に戸籍上の性別と異なる性別，すなわち女児であれば男性化，男児であれば女性化の兆候を認める可能性が高い．このため，思春期前までに性腺を摘出し，戸籍上の性別に即したホルモン補充療法を行うこととなる．さらに，体内に存在する性腺の悪性化のリスクがあることからも性腺摘出が行われる[4]．

Rule 8　性分化疾患は経験豊富な施設で診療されるべきである

　性分化疾患の病因・病態は複雑で，その治療およびケアも多様である．稀少疾患ともいえ，診断，治療に慣れている医療者は多くない．外陰部形態が典型的でないことから，生物学的性別と異なる性別が規定された場合，その後，医学的問題のみならず社会的問題，さらにアイデンティティの模索からくる心理的・精神的問題を抱えることとなる．このため，初期対応から経験豊富な施設での診療が望まれる．

　在胎39週1日で出生．出生時体重2538g．Apgar score 10/10．生下時より外陰部の形態の違和感を指摘され，性分化疾患および性別判定不明瞭として小児科より紹介［図4］．外陰部は一見，陰嚢と陰茎に見えるが陰嚢部に陰茎が乗ったような形態で典型的な男児の外陰部とは感じが違う．触診にて陰嚢と思われる部位に性腺は触知されず，全身皮

20. 性分化疾患（小児泌尿器科）

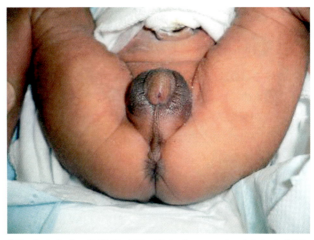

[図4] 出生時に外陰部形態の違和感でコンサルトされた症例
39W1Dで出生．染色体は46XXで副腎皮質過形成あった．

膚はやや浅黒く色素沈着が疑われた．元気はよく，啼泣も問題ない状態であった．超音波検査を行うとやはり，陰囊様部に性腺は確認できず，膀胱後部に子宮様構造物が確認できた．皮膚の色素沈着からも先天性副腎皮質過形成が疑われたが，ご両親には，「外陰部の発育が少し未熟なため，検査を行わせて頂き，判断しましょう．このため，出生届はまだ出さずにお待ち下さい．14日間で判断が難しいようであれば，それまでに性別とお名前は記載せず届けることができますので，そうしていただくこともございます」と説明し，検査を行った．生後4日目にホルモン検査および生後6日目に両親の同意のもと染色体検査が行われた．その間，助産師，看護師等がご両親の精神的サポートを行った．生後11日目には，結果が判明．染色体検査の結果は46XXで，21-水酸化酵素欠損症の診断となり，両親および祖父母同席でお子さんの病態，病因を説明．生涯にわたるステロイド補充療法と段階的な外陰部形成術の必要性を説明した．説明には，小児科医，助産師，メディカルソーシャルワーカーも同席した．

　生後13日目に，女児として性別，名前を決定し戸籍に登録された．

1 STEP UP

　性分化疾患に対する診療は，医学的な事のみならず社会的，倫理的なことも踏まえて行われる．このため，主治医単独での医療は困難であり，専門医や多職種から構成される性分化疾患対応チーム［図5］での検討のうえ対応が望まれる．しかも，性別判定不明瞭児をはじめ生直後の性分化疾患は，突然に事例が発生することから前もって性分化疾患対応チームを編成しておくことが望まれる．これにより，医学的なことはもちろん，事務的対応や患者およびそのご家族の精神的サポート，カウンセリングもスムーズに行うことができる．また，ガイドライン等もなく稀少疾患の場合もあり，対応チームでの検討内容，対応内容は蓄積し，関連する医療人，スタッフにフィードバックすることで，新たに起こった症例対応の参考に役立つものと思われる．

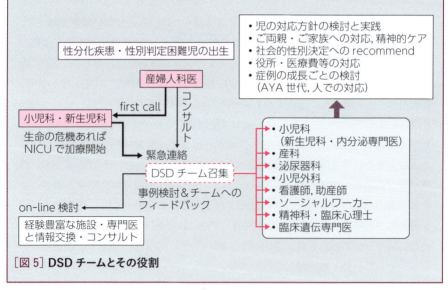

[図5] DSDチームとその役割

■文献
1) 日本小児内分泌学会性分化委員会, 編. 性分化疾患初期対応の手引き. 2011.
2) 日本小児内分泌学会 性分化・副腎疾患委員会. Webtext 性分化疾患の診断と治療. 第4章 法的手続き. 2016. p.24-6.
3) 日本染色体遺伝子検査学会, 編. 第1章 染色体遺伝子検査を受けるにあたっての考え方. 染色体検査のわかりやすい説明ガイドラインⅡ. 2008; p.5-30.

4）濱島　崇. 性染色体性性分化疾患. In: 日本小児泌尿器科学会, 編. 小児泌尿器科学. 2021. p.235-8.

2章 ▶ 疾患各論

21 ▶ 救急疾患
―的確な診断と初期治療の重要性を認識しよう

倉敷中央病院 泌尿器科 主任部長　井上幸治

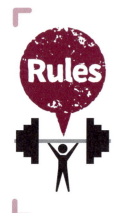

1 ▶ 腹腔内臓器損傷（腎外傷合併）で緊急開腹手術になった場合，不用意に後腹膜腔を開けるな

2 ▶ 繰り返す原因不明の急性腹症は，膀胱自然破裂かも

3 ▶ 外傷性の尿道損傷では，初期治療として膀胱瘻を考えよ

4 ▶ 陰茎折症では，偽陰茎折症の存在を知っておく

5 ▶ 精巣捻転症の超音波検査では，whirlpool sign も確認せよ

 腹腔内臓器損傷（腎外傷合併）で緊急開腹手術になった場合，不用意に後腹膜腔を開けるな

　外傷性腎外傷は，交通事故，転落，打撲など鈍的外傷によるものが多い．腎外傷の手術適応は，持続する血行動態の不安定，腎茎部の損傷，腎盂尿管移行部の断裂であるが，多くの腎外傷は，保存的治療や経カテーテル動脈塞栓術（transcatheter arterial embolization：TAE）による非手術療法（nonoperative management：NOM）で対応可能である．また腎外傷は他臓器損傷を 26〜91％ に合併する[1]．ここでは，他臓器損傷の際，腎外傷以外の臓器損傷で緊急開腹手術が選択された場合の損傷腎のマネジメントについて考えたい．

　造影 CT で腎外傷の評価がある程度されている場合と，搬送時，循環動態が破綻しており十分な画像評価がされないまま，救命のためにまず開腹手術が選択される場合がある．いずれの場合も，他臓器損傷の修復のついでに腎外傷の修復を試みようと安易な考えで renal exploration（損傷腎の試験剥離）を行うと後腹膜の開放によってパッキングされていた出血が一気に顕在化し，損傷腎の修復はとてもできず

に腎摘を余儀なくされる可能性がある．

　この場合の正解は，腹腔内臓器の修復中は，後腹膜を開放せず，後腹膜内の血腫が術中増大のないことを注意深く確認することである．血腫の増大がなければ基本的に renal exploration は不要である．諸家の報告でも，ルーチンで renal exploration することにより腎温存率は低下するとされている[2]．また renal exploration することにより腎関連の合併症が2倍に増加した報告もある[3]．後腹膜の血腫の増大がない症例では，損傷腎はそのままにし，術後に必要であれば TAE を追加することで結局腎温存が可能になることを強調したい．

繰り返す原因不明の急性腹症は，膀胱自然破裂かも

　膀胱自然破裂は，外傷を受けることなく発症した膀胱破裂と定義されている．急性腹症として発症し，早期診断が困難かつ治療に難渋する．膀胱自然破裂の原因疾患として，骨盤内の放射線治療照射後や膠原病などでステロイドの長期内服患者が多く，放射線治療後16年（中央値）で発症し，遅発性に生ずることも特徴である[4]．発症に至る機序としては，放射線照射による膀胱壁のコンプライアンスの低下，膀胱壁の虚血，線維化に加え，子宮癌をはじめとする骨盤内手術後の膀胱知覚の低下，腹圧排尿などが相まって，膀胱壁の脆弱化が進行し膀胱自然破裂を生じると推測される．典型的な症例としては，突然尿性腹膜炎による急性腹症として発症し救急搬送される．全身管理の一環として尿道カテーテル留置を受けるとすぐに症状は軽快し，原因不明の腹膜炎として泌尿器科にコンサルトされることなく退院する．その後，同様のエピソードを繰り返す中，腹膜からの尿の再吸収による偽性腎不全が確認されたり，腹腔内の液体貯留などをきっかけに診断に至るというものである．

　このように骨盤内放射線治療後かつ原因不明の急性腹症は，膀胱自然破裂を念頭に置く必要がある．少なくとも泌尿器科が関わった原因不明の急性腹症は詳細な病歴聴取を行いこの疾患を鑑別に入れるべきと考える．また，膀胱自然破裂の治療は，難渋することが多い．尿道カテーテル留置のみで保存的治療を行われていることが約30%あるが再発を繰り返す[5]．外科的に修復する場合も膀胱壁の脆弱性のため water-tight に修復できないこともある．長期的な排尿管理は必須であり，最終的な転帰はやむを得ず尿道カテーテル留置になることも多い．

Rule 3　外傷性の尿道損傷では，初期治療として膀胱瘻を考えよ

　騎乗型損傷による球部尿道外傷，あるいは骨盤骨折に伴う後部尿道外傷（pelvic fracture urethral injury：PFUI）の初期治療について考えたい．初期治療の目的は，適切に尿のドレナージを行い続発する尿道狭窄の治療にスムースにつなげることにある．初期治療として，1つは膀胱瘻を造設し待期的に続発する尿道狭窄に対し尿道形成を行う方法と，2つ目は経尿道的あるいは経皮的に内視鏡や透視を駆使して尿道カテーテル留置する方法（primary realignment：PR）である．膀胱瘻を推奨する意見としては，損傷部にさらなるダメージを与えないことで待期的な尿道形成術がより容易になることを期待するものである一方，PRのメリットとしては，尿道の連続性が保たれることで，カテーテル周囲で創傷治癒が起こり，結果的に尿道形成術の必要性が減少するという意見である．このように膀胱瘻とPRのどちらが初期治療としてふさわしいか長年論争があったが，最近米国にてPFUIの初期治療に関して前向きRCTの結果が報告された[6]．それによると尿道狭窄は，膀胱瘻群で94％に，PR群では97％に発生した（P = 0.471）．また尿道形成術は，膀胱瘻群では91％にPR群では89％に施行された（P = 0.784）．これによりPRによるメリットはなく，PRによる無理な操作で損傷部の悪化の潜在的なリスクを考慮するとPFUIの初期治療として膀胱瘻が望ましいと考えられる．

　また騎乗型損傷による球部尿道外傷では，初期対応を比較したRCTはまだ存在しない．本外傷では尿道海綿体の挫滅・虚血に続発する瘢痕化が狭窄の原因となるため，PRによってさらなる炎症や虚血を引き起こし狭窄そのものを複雑化させる危険があり，やはり膀胱瘻が望ましいと考えられる[7]．

Rule 4　陰茎折症では，偽陰茎折症の存在を知っておく

　陰茎折症は，勃起状態の陰茎に強い外力が加わることにより，陰茎海綿体白膜が断裂する稀な陰茎外傷である．原因は，性行為や自慰行為，陰茎への無理な屈曲が多いとされる．

　診断は，臨床所見や身体所見のみで比較的容易である．白膜断裂時の破裂音とともに急激な勃起の消退，陰茎の腫脹・変色（eggplant deformity）が特徴である．しかし時に陰茎折症と診断して手術を行うも白膜の断裂が確認されない症例もあり，偽陰茎折症（英語ではfalse penile fractureあるいはmimic penile fracture）と言わ

れる．偽陰茎折症では白膜の断裂はなく，陰茎背動静脈（通常は浅陰茎背静脈）の損傷にて陰茎の皮下血腫や腫脹を生じ陰茎折症と見分けがつかない局所所見となることが特徴である．

　この偽陰茎折症は，本邦での報告はほぼ見当たらないが，海外の報告では，陰茎折症として，手術施行した症例のうち，約3～10％に偽陰茎折症であったとの報告がある[8,9]．Agostiniら[8]は，陰茎折症との違いとして，偽陰茎折症では，断裂音がないこと，勃起の消退が緩徐であること，陰茎の血腫が斑状出血であることなどが特徴と述べているが，実際の鑑別は困難と報告している．陰茎折症と判断して手術を行うも，白膜の断裂を認めなかった場合は陰茎背静脈の損傷がありえることを念頭に置くと慌てずに済む．

18歳　男性

臨床診断：陰茎折症

現病歴：性交中に陰茎の変色，腫脹，変形を自覚し当院来院（ボキっという断裂音は自覚なし）．陰茎の所見［図1］，病歴から陰茎折症と判断し緊急手術を行った．亀頭直下の環状切開（de-gloving）にて包皮の完全脱転を行い陰茎海綿体白膜の全体を確認したが，白膜断裂はなく，浅陰茎背静脈の完全断裂が確認された［図2］．いわゆる False penile fracture（偽陰茎折症）であることがわかった．

確定診断：偽陰茎折症（浅陰茎背静脈の断裂）

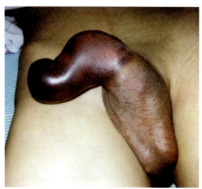

［図1］陰茎所見

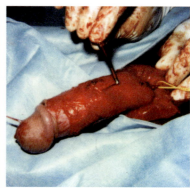

［図2］手術所見で浅陰茎背静脈の断裂を認めた

Rule 5 精巣捻転症の超音波検査では，whirlpool sign も確認せよ

　精巣捻転症は，可能な限り早期に捻転を解除することが望ましい．診断方法として，病歴や身体所見から判断する Twist score，画像検査として精巣のカラードプラー超音波検査が知られている．文献的にはカラードプラー検査は感度 63.6～100%，特異度 97～100% と高い有用性が報告されている[10]．ただし，この有用性は習熟した検者がカラードプラーを施行しての所見であることに留意すべきである．例えば救急センターで診察する場合，いつも使い慣れた超音波装置があるわけでもなく，不慣れな機器を使用，超音波検査の技術も未熟であれば血流の評価で偽陰性，偽陽性がどうしても増えてしまう．Nakayama らは当直泌尿器科医によるカラードプラー検査で感度と特異度がそれぞれ，69.2% と 53.8% と報告しており，スキル不足の影響を指摘している[11]．このように，臨床の現場では，自信をもって精巣捻転症を診断することは結構難しい．そこで，精巣捻転症の超音波検査において，本邦で意外と注目されていない所見に whirlpool sign がある．グレースケールで精索の捻転部を観察し，捻転部が渦巻き状に見えるという所見［図 3,4］[12]で，感度 97.3%，特異度 99% と報告されている[13, 14]．Kalfa らは[13]，超音波検者による感度の違いも報告している．whirlpool sign の感度が，ジュニア放射線科医，シニア放射線科医でそれぞれ 81.8%，97.3%，カラードプラーの感度が，63.6%，79.0% であったが，whirlpool sign とカラードプラーを組み合わせて使用すると，95.4%，100% と大幅な感度の改善が報告されている．精巣捻転症の診断は，単一の所見のみで精巣捻転症と診断あるいは否定することは危険で，病歴聴取や身体所見も含め総合的に判断することが重要であるが，精巣超音波検査をする際，カラードプラーで血流を評価するだけでなく，グレースケールで whirlpool sign も是非確認するようにしたい．

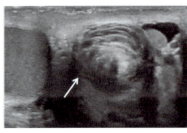

［図 3］12 歳男児　whirlpool sign

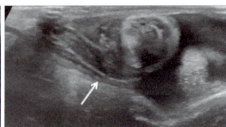

［図 4］13 歳男児　whirlpool sign
(Bandarkar AN, Pediatr Radiol. 2018; 48: 735-44[12])

21. 救急疾患

1 STEP UP

　精巣捻転症において捻転解除後に色調が改善せず精巣が緊満してくるケースがある．この病態は，捻転解除後の虚血再灌流障害による精巣コンパートメント症候群と考えられる．このような場合に，精巣白膜を減張切開して白膜欠損部を精巣鞘膜のフラップで補填する方法があり，長期的な治療成績はまだ不明だが有用性が報告されている［図5.6］[15, 16]．精巣捻転症以外でも，精巣外傷での精巣白膜破裂にて白膜の縫合が困難な場合，同様の方法で白膜欠損部を補填した報告がある[17]．複雑な術式ではないため機会があれば試していただきたい．

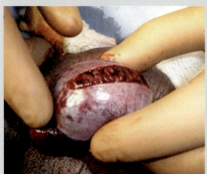

［図5］白膜の減張切開

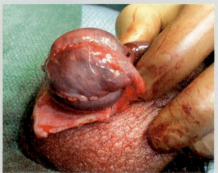

［図6］有茎性の精巣鞘膜フラップで被覆
(Figueroa V, et al. J Urol. 2012; 188: 1417-23[15])

■文献
1) 日本泌尿器科学会, 編. 泌尿器外傷診療ガイドライン. 医学図書出版. 2022.
2) Moudouni SM, Hadj Slimen M, Manunta A, et al. Management of major blunt renal lacerations: is a nonoperative approach indicated? Eur Urol. 2001; 40: 409-14.
3) Starnes M, Demetriades D, Hadjizacharia P, et al. Complications following renal trauma. 2010 145: 377-81; discussion 381-2.
4) 吉村耕治, 賀本敏行, 岡田卓也, 他. 子宮全摘除術後に泌尿器科的処置を必要とする高度. 排尿障害についての多施設実態調査. 泌尿紀要. 2008; 54: 401-5.
5) 田中孝太, 丸山正裕, 河野洋介, 他. 超高齢者に発症した膀胱自然破裂の1例. 日腹部救急医会誌. 2017; 37: 489-92.
6) McCormick BJ, Keihani S, Hagedorn J, et al. A multicenter prospective cohort study of endoscopic urethral realignment versus suprapubic cystostomy after complete pelvic fracture urethral injury. J Trauma Acute Care Surg. 2023; 94: 344-9.

7）日本泌尿器科学会, 編. 泌尿器外傷診療ガイドライン. 医学図書出版. 2022.
8）Agostini E, Vinci A, Bardhi D, et al. Improving clinical diagnostic accuracy and management of False penile fractures characterizing typical clinical presentation: A systematic review and meta-analysis. World J Urol. 2023; 41: 1785-91.
9）El-Assmy A, El-Tholoth HS, Abou-El-Ghar ME, et al. False Penile Fracture: Value of different diagnostic approaches and long-term outcome of conservative and surgical management. Urology. 2010; 75: 1353-6.
10）Radmayr C, Bogaert G, Burgu B, et al. EAU Guidelines on Paediatric Urology. 2023. 〈https//https://uroweb.org/guidelines/paediatric-urology/〉
11）Nakayama A, Ide H, Osaka A, et al. The diagnostic accuracy of testicular torsion by doctors on duty using sonographic evaluation with color Doppler. Am J Mens Health. 2020; 14: 1557988320953003.
12）Bandarkar AN, Blask AR. Testicular torsion with preserved flow: Key sonographic features and value-added approach to diagnosis. Pediatr Radiol. 2018; 48: 735-44.
13）Kalfa, N. Veyrac C, Lopez M, et al. Multicenter assessment of ultrasound of the spermatic cord in children with acute scrotum. J Urol. 2007; 177: 297-301.
14）Kalfa, N. Veyrac C, Baud C, et al. Ultrasonography of the spermatic cord in children with testicular torsion: impact on the surgical strategy. J Urol. 2004; 172: 1692-5.
15）Figueroa V, Pippi Salle JL, Braga LH, et al. Comparative analysis of detorsion alone versus detorsion and tunica albuginea decompression（Fasciotomy）with tunica vaginalis flap coverage in the surgical management of prolonged testicular ischemia. J Urol. 2012; 188: 1417-23.
16）Chu DI, Gupta K, Kawal T, et al. Tunica vaginalis flap for salvaging testicular torsion: A matched cohort analysis. J Pediatr Urol. 2018; l4: 329.
17）Jian PY, Nelson ED, Roth DR. Use of a vascularized tunica vaginalis flap for repair of testicular rupture in a pediatric patient. Urology. 2012; 79: 1363-4.

2章 疾患各論

22 アンドロロジー

山口大学大学院医学系研究科 泌尿器科学講座 教授　白石晃司

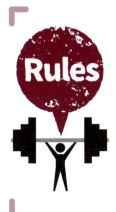

1 ▶ 精索静脈瘤は見落とさない
2 ▶ 検査結果に表示されている FSH の上限値はあてにしない
3 ▶ 男子低ゴナドトロピン性性腺機能低下症は自信をもって治療を
4 ▶ 閉塞性無精子症では精路再建のオプションの提示は必ず行う
5 ▶ 顕微鏡下精巣内精子採取術後のテストステロンのチェックは必ず行う

 精索静脈瘤は見落とさない

　男性不妊症の原因として最多で，手術により造精機能の改善が高率に期待できる精索静脈瘤は，確実に診断されるべきである．男性不妊外来において 30% 前後の症例に認められる．婦人科では評価されることがないため，その診断は泌尿器科に委ねられる．臥位で診察され，精索静脈瘤なし，として紹介されるケースも多い．必ず立位，難しければ座位にて触診し，グレード 3：立位にて拡張した静脈が視認可能，グレード 2：立位に静脈の拡張を触知，グレード 1：立位腹圧下にて静脈の拡張を触知，と分類する．補助診断として必須ではないが，超音波検査にて，直径 3mm 以上の静脈叢の存在やカラードプラーにて逆流を確認する．

　手術適応は一般的には精液所見に異常を認め，グレード 2 以上が適応とされることが多いが，グレード 1 の症例でも術後に精液所見が改善するケースは存在し，精液所見が正常であっても精子濃度が 2000 万/mL 程度と低値の症例であれば，術後の改善は十分に期待できる．

　手術療法として顕微鏡下手術の普及により，腹腔鏡下高位結紮の施行機会は減少し，顕微鏡下精索静脈低位結紮術が一般的となっており，体外受精や顕微授精など

の生殖補助医療（ART）を用いず，タイミング法や人工授精といった妻側にとって負担の軽い非ARTによる妊娠が期待できる．一方で，ARTを行う場合でも手術により妊娠率・生産率が改善することも報告されているため，精索静脈瘤手術の適応は広い．つまり，妻側の治療がARTだから男性側の治療は不要である，ということは間違いである．

Rule 2　検査結果に表示されているFSHの上限値はあてにしない

　男性不妊外来における採血で，LH, FSHおよび総テストステロンは必ず測定される項目である[1]．午前中の採血が望ましく，下垂体前葉からのパルス状分泌であることから，複数回の測定が望ましい．特にFSH高値は造精機能障害の指標となるが，各検査キットの正常上限は8〜11 IU/Lと設定されていることが多い．しかし，7 IU/L以上では乏精子症を呈することが多く，7.6 IU/Lを正常上限とすることが一般的に知られている[2]．検査キットの正常値の設定において，乏または無精子症の男性が多く含まれていると予想される．

　非閉塞性無精子症症例の10%弱はゴナドトロピン値は正常で，精巣萎縮も認められず，閉塞性無精子症と診断される場合がある．この場合は病理組織学的にuniversal maturation arrestのことが多く，顕微鏡下精巣内精子採取術（microdissection testicular sperm extraction: micro-TESE）での精子採取率は非常に低い．逆に閉塞性無精子症であっても造精機能障害が進行すれば，FSHは高値を呈する．

Rule 3　男子低ゴナドトロピン性性腺機能低下症は自信をもって治療を

　カルマン症候群や下垂体腫瘍術後などの男子低ゴナドトロピン性性腺機能低下症（male hypogonadotropic hypogonadism：MHH）も稀ではない．小児〜思春期における男性化維持においてはテストステロン製剤の投与が，小児科や内分泌内科で施行されることもあるが，挙児希望の場合は精液検査も必要であるため，泌尿器科が責任を持って診療にあたる必要がある．移行期医療や多診療科連携で診療できれば理想的である．

　MHHはゴナドトロピン療法により約90%の症例に射出精子を得ることができる[3]．テストステロン補充療法が行われているケースは速やかにhCG製剤やリコンビナントFSH製剤を用いた自己皮下注射であるゴナドトロピン療法に変更しなければならない．多血症等の副作用に注意すれば比較的安全に治療可能であることか

ら，積極的に治療されるべきである．挙児希望でなければ hCG 製剤のみを使用し，血清テストステロン濃度の維持を図る．hCG 製剤 5000 単位×3 回/週を用いても血清テストステロン濃度の上昇が認められない場合（300ng/dL 未満など）は，リコンビナント FSH 製剤の併用により，上昇を認める場合もある．FSH 先行投与の有用性が一時報告されていたが，挙児希望症例の場合は hCG 製剤とリコンビナント FSH 製剤の同時開始で問題はない．しかし，患者自身が自己皮下注射に慣れるために hCG 製剤から開始する施設も多い．

  ゴナトロピン®：1000〜5000 単位×2〜3 回/週，皮下注
  ゴナールエフ®：75〜150 単位×2〜3 回/週，皮下注

不妊治療が終了した場合のホルモン補充として，hCG 製剤単独かテストステロン補充が選択されるべきである．一度ゴナドトロピン療法を施行した患者においては，テストステロン療法の場合の投与直前の倦怠感などを考慮し，hCG 製剤を選択されるケースも多い[4]．

症例 1

28 歳　男性

主訴：挙児希望

診断：Empty sella による低ゴナドトロピン性性腺機能低下症

既治療：エナルモンデポ®250mg 筋注，1 回/3〜4 週

現病歴：18 歳時に第 2 次性徴未発来にて内分泌内科受診．LH, FSH ともに 1.0 IU/L 未満，血清テストステロン 38ng/dL，頭部 MRI にて empty sela を認めた（[図 1]，矢印）．他の下垂体ホルモンの低下は認められず，低ゴナドトロピン性性腺機能低下症の診断のもと，テストステロン補充（エナルモンデポ®250mg 筋注，4〜6 週に 1 回）が開始された．初診時には外陰部のタナーステージは 4 であるも，両側の精巣容積は 6mL と萎縮を認めた．妻は 24 歳で，婦人科的異常は認められなかった．エナルモンデポ®を中止し，ゴナドトロピン療法として hCG（ゴナトロピン®：3000 単位×3 回/週），リコンビナント FSH（ゴナールエフ®：75 単位×3 回/週）を開始した．治療開始 3 カ月後の血清テストステロン値は 653ng/dL と上昇し，精液検査にて 6 カ月後，精子濃度 53 万/mL，運動率 10%，9 カ月後には 1240 万/mL，運動率 38%と射出精子が認められた．ゴナドトロピン療法開始後 11 カ月目に自然妊娠を認めた．不妊治療後はゴナトロピン®：3000 単位×2 回/週にて血清テストステロンの維持を行っている．

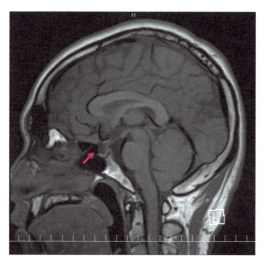

[図1] empty sela

Rule 4　閉塞性無精子症では精路再建のオプションの提示は必ず行う

　精巣内精子採取術（testicular sperm extraction：TESE）を行い，妻側には顕微授精（intracytoplasmic sperm injection：ICSI）というケースが多いが，何らかの妻側因子が存在したり，妻年齢が高い場合には積極的に施行されるべきである．しかしながら，閉塞性無精子症に対し，顕微鏡下精管精管吻合（vasovasostomy：V-V）や精管精巣上体吻合（vaso-epididymostomy：E-V）により，自然妊娠や人工授精での妊娠が可能であるというオプションの提示は必須である．特に若い夫婦の場合や，一人目を TESE でトライし，その間に精路再建を行い，二人目以降は自然妊娠を望まれるケースも多い．令和4年4月から TESE も保険適用となり，安易に TESE-ICSI が施行されている．閉塞性無精子症に対し，精路再建の提示がなかったことによるクレームも少なからず存在する．

　精管結紮術後や鼠径ヘルニア術後の閉塞性無精子症の場合には V-V が選択される．精管内腔を 10-0 ナイロン，漿膜，筋層を精路閉塞期間が5年未満であれば，90％以上の症例で術後に射出精子が認められるが，鼠径ヘルニア術後など 10 年以上経過している場合は，精巣内の線維化など組織学的に不可逆的な変化が生じているため，開存率は低下する．術中に精巣側精管断端から精子が認められない場合は，精

巣上体管での閉塞を伴っていることもあり，E-V に変更する場合もある．E-V は端側吻合が極めて難しいため，精巣上体管に 2 針運針後にその間を切開し，その後に精管内腔に運針するといった invagination 法が主流となっているが，顕微鏡下操作に慣れれば端側吻合で問題はない．

顕微鏡下精巣内精子採取術後のテストステロンのチェックは必ず行う

　非閉塞性無精子症に対する micro-TESE は，標準治療である．精子採取に注力する一方で，術後のテストステロン低下については軽視されがちとなる．特にクラインフェルター症候群症例においては，テストステロン低下がより顕著である．術後 3〜6 カ月程度で，テストステロンの評価は必要である．

　すべての症例で術後のテストステロン低下が生じるわけではないが，micro-TESE 後の低テストステロンは，医原性でもあり，低テストステロンの持続は生活習慣病発症のリスクにもなりえ，性機能障害のみならず生命予後にも関与しうるため，その評価は極めて重要である．そのフォローは必須である．倦怠感などの症状が続く場合には，テストステロン補充が必要である．

1 STEP UP

射精の頻度や生活習慣病の有無のチェックを

　不妊外来を受診される男性においては腟内射精のみならず，マスターベーションについても射精の頻度が，2 週間に 1 回や，月に 1 回などと，少ないケースが多い．精巣での精子形成が常に行われている一方で，射精を行わないことによる精子の精路での停滞により，精子生存率や運動率の低下は生じうる．禁煙やタイトな下着を避ける，長時間の車や自転車の運転などを避ける，サウナやこたつの頻用は避ける，内服の育毛剤の使用を避ける，などの指導は非常に簡便であり，有効である．

　乏または無精子症の大半は特発性つまり原因不明とされているが，高血圧や脂質異常症，高尿酸血症などの生活習慣病と造精機能障害との深いかかわりについては 2000 年代より欧米を中心に報告されてきたが，本邦においても同様に報告されている[5]．これらの治療が男性不妊治療に有効であることも示され，さらに男性不妊症が生活習慣病の発見の機会になることも十分に理解する必要がある．

■文献

1) 日本泌尿器科学会, 男性不妊症診療ガイドライン作成委員会, 編. CQ2 男性不妊症の診断に内分泌学的精査は推奨されるか？ 男性不妊症診療ガイドライン 2024. 2024. p.16-8.
2) Schoor RA, Elhanbly S, Niederberger CS, et al. The role of testicular biopsy in the modern management of male infertility. J Urol. 2002; 167: 197-200.
3) Kobori Y, Ota S, Okada H, et al. MHH Study Group. Investigation of treatment for azoospermia due to male hypogonadotropic hypogonadism in Japan. Int J Urol. 2019; 26: 134-5.
4) Shiraishi K, Ohmi C, Matsuyama H. Patient-reported outcomes and biochemical alterations during hormonal therapy in men with hypogonadotropic hypogonadism who have finished infertility treatment. Endocr J. 2021; 68: 221-9.
5) Shiraishi K, Matsuyama H. Effects of medical comorbidity on male infertility and comorbidity treatment on spermatogenesis. Fertil Steril. 2018; 110: 1006-11.

2章 ▶ 疾患各論

23 ▶ 腎移植
── 正確な手術と入念な患者観察が良好な予後への秘訣

長崎大学大学院医歯学総合研究科 泌尿器科学分野 教授　今村亮一

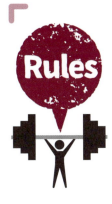

1 ▶ 安定した腎移植管理は，完璧な手術から
　　〜血管縫合〜

2 ▶ 安定した腎移植管理は，完璧な手術から
　　〜尿管膀胱吻合〜

3 ▶ 腎機能に変化があれば，まず超音波検査で移植腎を確認

4 ▶ 周術期の尿量低下は，血管内脱水を見逃さない

5 ▶ 周術期の免疫抑制薬の調整は，血中濃度と全身状態を確認して調整を

6 ▶ 移植腎機能の悪化時は，積極的に腎生検を考慮する

7 ▶ 腎生検でのコツとピットフォール

8 ▶ 感染症には要注意！　意外な盲点の肺炎

9 ▶ 小さな訴えを大切にしてPTLDの早期診断をめざそう

10 ▶ ノンアドヒアランスや合併症予防のために，生活環境に注視する

 安定した腎移植管理は，完璧な手術から
　　〜血管縫合〜

　腎移植管理は移植手術が100％完全に遂行できて全てが始まる．したがって手術自体にも掟と言える部分がある．まずは血管縫合（血管吻合）である．最近は高齢

者や糖尿病を原疾患とするレシピエントも多く，吻合部周囲に高度な動脈硬化も散見される．吻合血管選択のポイントは極力動脈硬化が少なく，血流が保持できている部位を選択することである．吻合にあたり動脈遮断を行うが，吻合部だけでなく遮断する部分も石灰化が極力少ない場所を選択する．選択のためにはCTによる事前の確認は必須であるが，これだけでは不十分であり，術中に触診にて十分確認する．触診にて可能な限り柔らかい部分を選択し，石灰化がある場合はどの方向で遮断すれば石灰化した内膜の破綻をきたさないか，動脈解離を起こさないかを十分検討する．ブルドック鉗子はバネ式であり狭い幅で強く圧力がかかるため，動脈解離を惹起する可能性がある．ごくわずかな幅で動脈硬化がない部分を狙って遮断するなら良いが，高度な動脈硬化を有する血管では遮断不良や動脈解離を起こしかねない．動脈硬化が高度な場合はEdwards社製フォガティーソフトジョウクランプ®が有用である．装着するジョウの選択により遮断面の圧力分散が可能であること，バネ式ではないため遮断圧を自己調整できることにより，石灰化した内膜の損傷を極力防ぐことができる．動脈吻合において端側吻合目的に動脈に開口部を作成する場合，まず最初に尖刀にてまっすぐに切開を入れたのち，アオルタパンチで拡張する．外膜と石灰化した内膜がずれないように心がける事が重要である．

　グラフト動脈との吻合に際しては，内膜を含めた全層縫合は必須である．通常の血管吻合用ナイロン糸を用いてもよいが，硬化した内膜を有する部分での吻合を行う場合は，通過性に優れたタングステン針を有するナイロン糸の使用を検討してもよい．針穴からの出血を予防できる工夫もされており，検討の価値はある．

　血流遮断を解除して動脈解離を認めた場合は，再度血流遮断の上，再吻合を検討する．吻合部での解離の場合，頭側の解離は血流に影響しないことが多いが，尾側の解離は末梢側の血流不全を起こす．総腸骨動脈または外腸骨動脈に吻合した場合は同側下肢への血流不全を惹起する．少なくともマットレス縫合にて解離部分を血管壁に固定する等の再建が必要である．解離を疑った場合は，迷わず末梢側の血流状態をドプラー超音波検査を用いて評価する．明らかに修復困難であれば，人工血管への置換を行う．

　小児腎移植手術の場合は，硬化性変化のない柔らかい動脈である一方，移植腎への十分な血流が確保できるかどうかが重要である．このことを念頭に置いて血管選択をするとともに，腎への血流確保および再灌流後の血圧低下を予防するために，遮断解除前に十分な輸血，輸液が必要である．

Rule 2 安定した腎移植管理は，完璧な手術から ～尿管膀胱吻合～

　尿管膀胱吻合に関しては Paquin 法等の膀胱内アプローチで実施する施設もあるが，最も多く施行されている方法は膀胱外アプローチである Lich-Gregoir 法であろう．尿管膀胱吻合で最も重要なことは尿管狭窄をおこさず，かつ膀胱尿管逆流症をおこさないことである．そのためには尿管の基本的愛護的操作（鉗子等で強く把持しない，栄養血管を極力温存する，等）と適切な長さの粘膜下トンネル作成が重要である．逆流症を呈しないようにするためには約 3 cm の粘膜下トンネルを作成するように努める[1]．また尿管を覆う筋層縫合は結節縫合とし，強く閉めすぎないように，筋層と尿管の間に鉗子等を挿入した状態で結紮する．吻合操作にあたっては，離断する遠位尿管を除き決して鉗子で強く把持してはならない．血流不全を起こさないためである．生体腎移植の場合に一般的には必要はないと考えているが，合併症予防に尿管ステントを留置しても問題はない．献腎移植の場合は長期にわたり維持透析を受けてきたレシピエントが多いため萎縮膀胱が散見され，尿管膀胱吻合が困難である．さらに心停止後腎移植の場合，数日間尿の産生を認めず，腎機能の評価が困難な場合がある．以上より，尿流出を迅速に評価するためにも尿管ステントの留置が推奨される．

Rule 3 腎機能に変化があれば，まず超音波検査で移植腎を確認

　腎移植の周術期は，尿流出が不安定となったり血中クレアチニン値（sCr）が安定しない場合が散見される．これは周術期に限ったことではなく，sCr はいつでも上昇しうる．その原因を最も迅速に低侵襲に絞り込む方法が移植腎に対する超音波検査である．ドプラー検査にて腎動脈本幹の血流状態はどうか（D モードでの波形の傾きが緩徐であれば吻合部狭窄等を疑う），移植腎における葉間動脈等の末梢血管で resistance index は上昇していないか（上昇により薬剤性腎毒性や拒絶反応を疑う），水腎症を認めないか等，得られる情報は非常に大きい．これらの情報は，連続測定することで変化を迅速に認識できる．したがって周術期に関しては連日実施することを推奨する．

周術期の尿量低下は，血管内脱水を見逃さない

　腎移植患者は末期腎不全の時期から総蛋白の低下が散見される．血液型不適合移植や抗ドナー抗体陽性症例の場合，術前に二重濾過血漿交換療法等を施行することにより低蛋白がさらに亢進していることも多い．これらに加え腎移植手術の侵襲により細胞内への透過性が進み，血管内脱水が惹起され尿量低下および体重増加をきたすことがある．とくに手術後数日間はその傾向が強く，この状態での等張液の輸液や利尿薬の投与は有効性に乏しい．CVPのモニタリングができない状態であれば，最も簡便にできる血管内脱水の評価方法は腹部超音波検査による下大静脈径の評価である．剣状突起下縁付近から右房近傍の下大静脈をモニタリングする．一般的に成人の正常最大下大静脈径は21mm以下で50％以上の呼吸性変動を認めるものとされているが，10mm以下となっていれば明らかな血管内脱水である．高張液またはアルブミン製剤等の投与を検討し，その後必要に応じて利尿薬を追加する．経時的に下大静脈径をモニタリングしてもよい．なお最大下大静脈径が21mmを超えたり呼吸性変動が消失している場合は，心拍出量の低下に伴う右心系の血液うっ滞や循環血液量の増多が疑われるため対応が必要である．

Rule 5 **周術期の免疫抑制薬の調整は，血中濃度と全身状態を確認して調整を**

　免疫抑制薬の血中濃度コントロールは免疫抑制薬TDM標準化ガイドライン[2]がすでに上梓されており，参考にされたい．しかしながら，実際には様々なコツが必要である．本項ではあくまで経験に基づいたことを列記する．まずそれぞれの施設での血中濃度の測定法を確認する必要があり，その手法により適正濃度が若干異なることに注意する．
　カルシニューリン阻害薬はほぼコントロール方法が確立されているが，とくにタクロリムスにおいて代謝酵素であるCYP3A4のサブタイプの発現個体差により，同一投与量であっても血中濃度が上昇しにくい患者がいる[3]ことを理解しておく必要がある．やみくもに投与量を増やしても，トラフ値の上昇が一向に得られない場合がある．例えば周術期においてタクロリムス徐放性製剤では0.1〜0.2mg/kg程度で開始し，8〜10mg/日（体重により差があり）に増量してもトラフ値が目標濃度に至らない場合は，さらなる追加を行わない．目標濃度に到達しなくとも有効性は得ら

れている場合が多い．このような場合，周術期はとくに AUC の測定を考慮すべきである．トラフ値が上昇していなくても AUC や最高血中濃度値が高い場合がある．個別に総合的な評価が必要である．

　ミコフェノール酸も AUC や推奨血中濃度が設定されているが，周術期は仮にその濃度を越えていたとしても，血液毒性や易感染性，水様性下痢等の腹部症状を呈さない限り減量は行っていない．われわれの場合，基本的な投与スケジュール（成人の場合，手術後 14 日まで 2,000mg/日，28 日目まで 1,500mg/日，29 日目以降 1,000mg/日）は遵守しながら，これら副作用の可能性のある事項を認めた場合血中濃度を測定し，減量可能な高濃度であることを確認した上で早期減量を行っている．

Rule 6　移植腎機能の悪化時は，積極的に腎生検を考慮する

　血液検査や尿検査，超音波検査を駆使しても原因がわからない腎機能低下に遭遇することは珍しくはない．そのような場合は積極的に経皮的移植腎針生検を検討する．評価をせずにやみくもに治療介入することは避けるべきである．機能低下をきたしている移植腎に侵襲的検査は回避すべきとする考え方もあるが，侵襲度に比し得られる情報は多い．明らかに拒絶反応であり迅速に治療介入したい場合でも，まず腎生検を行い，その後にステロイドパルス療法を実施する．ステロイドパルス療法は一般的に 3 日間実施されることが多いが，この間に腎生検の結果を確認して治療方針を確定させる．

Rule 7　腎生検でのコツとピットフォール

　基本的な手技は成書を参照いただくとして，実際に遵守すべき最も重要なポイントは，正確な評価のために生検針は 16G を使用するということである．合併症を恐れて 18G で施行することは避けるべきである．確認できる糸球体数が少なくなり正確な診断に苦慮する場合がある．エコーガイドで針生検を実施し，サンプルは通常のホルマリン固定用切片以外に，蛍光染色用の凍結切片，電子顕微鏡による評価用切片を採取する．採取後は 10 分程度の十分な用手的圧迫を実施し，被膜下血腫等の合併症がないことを超音波検査にて確認する．俵状にしたガーゼを用いて生検部を伸縮テープで圧迫固定する．これに加え生検後 3 時間は 1kg の砂嚢で圧迫している．腎生検数日後に，必ず仮性動脈瘤や腎動静脈瘻の疑いがないか，ドップラー超音波検査で確認する．仮性動脈瘤は尿所見等に異常をきたしていなくても，血流を有す

る瘤状の所見として確認できることも多い．腎動静脈瘻は D モードで，移植腎静脈または総腸骨静脈での動脈性波形の有無を確認することでも判断できる．

Rule 8　感染症には要注意！　意外な盲点の肺炎

　サイトメガロウイルス感染症に伴う肺炎やニューモシスチス肺炎は移植後誰もが注意して診断，治療にあたるが，決して一般的な市中肺炎を軽視してはならない．腎移植患者は末期腎不全状態を経ており，その過程で低蛋白食の摂取や運動制限を受けていることが多い．全身の筋肉量が低下しており，四肢だけでなく呼吸筋の筋力も低下している．喀痰の体外への排出力が低下している事も念頭に入れて，十分な治療薬の投与を行う．難治性の場合，必要に応じて免疫抑制薬の減量を検討する．減量が必要な場合，われわれは一時的に代謝拮抗薬を減量または中止している．肺炎は普段からの予防が重要である．そのためには感染回避行動だけでなく，蛋白摂取の促進と運動リハビリテーションを推奨する．全身の筋肉量増加は，呼吸筋力の改善にもつながる．なお末期腎不全患者の場合，肺炎罹患後 12 カ月は心血管合併症の発症率が著しく増加する[4]．腎機能は改善していても末期腎不全時の全身状態のままであれば当然ながら心血管系合併症の罹患率は高いものと予測されるため，いわゆるフレイル状態が持続している場合は慎重な経過観察と日常生活の指導が必要である．

Rule 9　小さな訴えを大切にして PTLD の早期診断をめざそう

　腎移植後の合併症として移植後リンパ増殖性疾患（post-transplant lymphoid disorders：PTLD）には十分な注意が必要である．一般的には他臓器の移植よりも罹患率は低く我が国を含め 1～2％と報告されているが[5]，診断が遅れれば致命的になることも多い．EB ウイルス未感染レシピエントの場合は移植後 1 年以内に発症することも多く，PCR にて EB ウイルスの感染状態を慎重にモニタリングしながら，陽転化等の適切なタイミングで画像検査も行っていく．EB ウイルス既感染例ではウイルス非依存性に突然発症する．稀に無症状であるもののスクリーニングにより偶然発見される場合もあるが，進行が比較的早く，自覚症状で早期診断できることは決して多くない．画像検査等のスクリーニングを行うとともに，小さな症状の変化に気を配り早期発見に努める姿勢が重要である[6]．実際の確定診断法や治療法は成書に譲る．

23. 腎移植

64歳　男性

診断：PTLD

現病歴：公共交通機関の事故による急性腎不全にて血液透析を導入した．維持透析開始 6 年後，妻を提供者とする生体腎移植術を施行した．術後維持免疫抑制療法は，タクロリムス，ミコフェノール酸モフェチル，エベロリムス，プレドニゾロンの 4 剤であった．腎機能を含め術後経過は良好であったが，腎移植後 5 年目に緩徐に労作時の息切れが出現した．6 分間歩行テストにて SpO_2 は 92％まで低下，CT でも両下肺野に軽度の間質性肺炎像を認めた［図 1］ため，被疑薬であるエベロリムスを休止した．休止 2 カ月後右腹壁に小結節を触知するとの訴えがあり胸腹部 CT を撮像したところ，同小結節に加え，左肺にも腫瘤性病変を認めた［図 2］．複数個所で新規に同時に発症しているため PTLD を疑い，まず免疫抑制薬を減量（タクロリムス 50％減量，ミコフェノール酸モフェチル中止）し PET-CT にて他病変がないことを確認の上，腫瘍生検の準

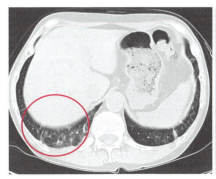
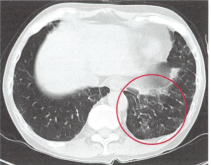

［図 1］間質性肺炎像

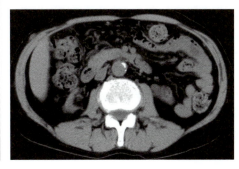
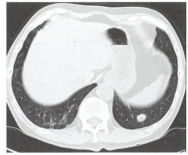

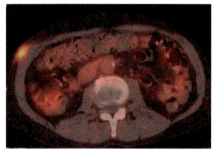
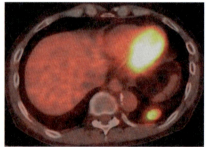

[図2] 左肺および右腹壁の腫瘤像

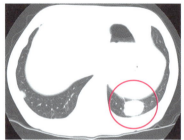
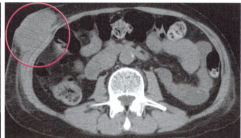

[図3] 急激な腫瘤像の増大

備をすすめた．3週間後，腫瘍増大の訴えがあり再度胸腹部CTを撮像したところ肺病変を含め腫瘍は急激に増大していた［図3］．腫瘍生検にてdiffuse large B-cell lymphoma（DLBCL）と診断され，化学療法（R-CHOP療法：リツキシマブ＋シクロホスファミド＋ドキソルビシン塩酸塩＋ビンクリスチン＋プレドニゾロン）を施行，寛解に至った．

Rule 10　ノンアドヒアランスや合併症予防のために，生活環境に注視する

怠薬等を行ういわゆるノンアドヒアランス患者には細心の注意をはらう．腎移植後急性拒絶反応を発症する患者に占めるノンアドヒアランスの割合は高く，免疫学的リスクが高くないにも関わらず発症する場合は要注意である．自ら怠薬を告白する患者は少ない．主治医だけでなく看護師，レシピエントコーディネーター等のメディカルスタッフと連携してノンアドヒアランスの早期発見に努める．

腎移植により腎不全から解放されると様々な制限がなくなり，自由を謳歌する患

者が多い．もちろんそれをめざして腎移植を受けられたのであるが，病識をなくされては困る．免疫抑制薬の内服が必要であり，身体障害者手帳1級を保持していることでわかるように，腎移植を行っても腎不全患者であることに変わりはない．したがってノンアドヒアランスの最大の予防方法は，腎移植を受けても腎不全患者であるという病識を持ち続けてもらうことであろう．そのために筆者らは月1回程度の外来受診を継続してもらうようにしている．同時に受診時には，内服習慣の意識づけのために残薬票を提出してもらっている．もちろん自己管理が十分な方であれば少しずつ受診間隔を延ばし，最大3カ月毎でもよいかもしれない．しかしながら月1回程度の受診としていても受診日の変更が頻回である場合，残薬票の未提出や虚偽の残薬数が書かれている場合は要注意である．その他，継続的に体重増加が続く患者等，ノンアドヒアランス予備軍といえる患者は医療スタッフ全員で情報共有して慎重に指導する．それぞれの先生方の工夫が発揮される場面である．

　近年，高齢で腎移植を受ける患者や，腎移植後長期経過高齢患者が増加傾向にあり，認知症等による怠薬にも注意を要する．そのためには普段から家族や介護施設等のスタッフとの十分な連携が必要である．また薬の種類や数が多いことが，高齢者におけるノンアドヒアランスにつながる．極力内服薬の種類や数を減らせるように，合剤の導入や用量の工夫を行う．小児患者やいわゆるAYA（Adolescent and Young Adult）世代患者の場合，ノンアドヒアランスにつながる比率が高い[7]．ひとり親家庭やネグレクト傾向，学校での友人関係等が誘因となる事が多く，必要に応じて教育施設等とも連携を行う必要がある．

1 STEP UP

　近年わが国では，糖尿病性腎症に伴う腎移植患者だけでなく，高齢者の腎硬化症に伴う腎移植患者が増加傾向にある．この場合，腎移植術前に腎生検をすることなく，経験的に原疾患を糖尿病や高血圧症と診断されていることが多い．しかしながら実は腎炎等の原疾患を有する場合もあり，術後思わぬ検査所見に遭遇することがある．術前に腎生検を施行されていない場合は，あらゆる原疾患を想定して対処すべきであろう．筆者も，1型糖尿病による末期腎不全患者に対し膵腎同時移植を実施後腎機能のみ低下があり，腎生検を施行したところIgA腎症であった，という経験をしている．つまり腎不全の原疾患はIgA腎症であり，これが再発したということになる．1型糖尿病にてステロイドを中止して免疫抑制療法を施行して

> いたことも影響しているかもしれない．とにかくあらゆることを想定しておくということが，腎移植の成績向上につながるのであろう．となれば外科的視点だけでなく，内科的視点を常に持ち続けることが腎移植管理の rule ではなかろうか．

■文献

1) 佐藤　滋. 手術手技 指導的助手からみた泌尿器科手術のポイント 腎移植術. 臨床泌尿器科. 2012; 66: 745-51.
2) 日本TDM学会/日本移植学会, 編. 免疫抑制薬TDM標準化ガイドライン2018［臓器移植編］第2版. 2018; p.1-136.
3) Uesugi M, Masuda S, Katsura T, et al. Effect of intestinal CYP3A5 on postoperative tacrolimus trough levels in living-donor liver transplant recipients. Pharmacogenet Genomics. 2006; 16: 119-27.
4) Guo H, Liu J, Collins AJ, et al. Pneumonia in incident dialysis patients—the United States Renal Data System Nephrol Dial Transplant. 2008; 23: 680-6.
5) Imamura R, Nakazawa S, Yamanaka K, et al. Cumulative cancer incidence and mortality after kidney transplantation in Japan: A long-term multicenter cohort study. Cancer Med. 2021; 10: 2205-15.
6) Allen UD, Preiksaitis JK; AST Infectious Diseases Community of Practice. Post-transplant lymphoproliferative disorders, Epstein-Barr virus infection, and disease in solid organ transplantation: Guidelines from the American Society of Transplantation Infectious Diseases Community of Practice. Clin Transplant. 2019; 33: e13652.
7) Dobbels F, Rupper T, De Geest S, et al. Health-related quality of life, treatment adherence, symptom experience and depression in adolescent renal transplant patients. Pediatr Transplant. 2010; 14: 216-23.

索　引

あ行

圧尿流測定	131
移植後リンパ増殖性疾患	200
遺伝性褐色細胞腫	30
遺伝性平滑筋腫症腎細胞癌	38
陰茎温存療法	91
陰茎癌	85
陰茎折症	184
陰茎全摘術	86
陰茎部分切除	85
陰唇癒着	171
陰部の病変	125
エンホルツマブ・ベドチン	51
オーダーメイド医療	74
オンコサイトーマ	44

か行

外性器形態異常	173
過活動膀胱	143
褐色細胞腫	25
カテーテル留置	157, 158
間質性膀胱炎	138
偽陰茎折症	184
逆行性腎盂尿管造影	8
救済ホルモン治療	78
急性細菌性前立腺炎	116
急性単純性腎盂腎炎	115
急性単純性膀胱炎	113
共通泌尿生殖洞	174
局所進行前立腺癌	77
筋層浸潤性膀胱癌	51
筋層非浸潤性膀胱癌	51
筋膜間剥離	22

クラミジア・トラコマティス	124
経尿道的腎尿管破砕	108
経尿道的水蒸気治療	134
経尿道的前立腺吊り上げ術	134
経尿道的膀胱腫瘍切除術	51
経皮的腎尿管破砕	108
経皮的針生検	100
血管筋脂肪腫	43
血管縫合	195
結節性硬化症	46
ゲノム検査	81
限局癌	76
原発性アルドステロン症	25
顕微鏡下精管精管吻合	192
顕微鏡下精巣内精子採取術	193
顕微鏡下精巣内精子採取術後	189
減量手術	102
交感神経 α_1 受容体遮断薬	
（α_1 ブロッカー）	131
抗コリン薬	144, 160
後腹膜肉腫	102
高分化脂肪肉腫	103
骨シンチ	7
骨盤臓器脱	164

さ行

サイトメガロウイルス感染症	200
自排尿	157, 158
シュウ酸カルシウム	107
手術	93
手術記録	24
腫瘍塞栓	32
上部尿路癌	51
腎移植	195

腎外傷	182
腎機能	51
神経因性下部尿路機能障害	152
神経鞘腫	104
腎血管筋脂肪腫	43
腎腫瘍生検	46
腎シンチ	7
腎生検	199
診断	93
腎部分切除術	34
随意排尿	157
精管精巣上体吻合	192
性感染症	123
清潔間欠導尿	157, 158
精索静脈瘤	189
精巣癌	94
精巣腫瘍	93
精巣捻転症	186
性分化疾患	173
性別判定	174
性別判定不明瞭児	174
切迫性尿失禁	164
尖圭コンジローマ	123
仙骨神経刺激療法	145
先天性副腎皮質過形成	174
前立腺生検	74
前立腺膿瘍	117
前立腺肥大症	130
鼠径リンパ節郭清術	85
鼠径リンパ節郭清変法	87

た行

体外衝撃波結石破砕	108
台上診	165
ダイナミックCT	43
多発性内分泌腫瘍症1型	29
多発性内分泌腫瘍症2A型	29
多発性嚢胞腎	47
男子低ゴナドトロピン性性腺機能低下症	189, 190
単純X線検査	7
チーム医療	18
恥骨上膀胱瘻カテーテル留置（膀胱瘻）	157
超音波検査	7
腸管利用膀胱拡大術	162
低コンプライアンス膀胱	155
低侵襲的外科治療	134
デスモプレシン	149
転移性去勢感受性前立腺癌	80

な行

ニューモシスチス肺炎	200
尿意切迫感	143
尿管膀胱吻合	197
尿失禁防止手術	162
尿道炎	124
尿道外傷	184
尿道括約筋不全	155
尿道狭窄	51
尿膜管癌	105
尿路結石	107
尿路性敗血症	115
尿路造影	7
尿路ドレナージ術	115
妊孕性温存	93
ノンアドヒアランス	202

は行

梅毒	123, 125
排尿筋過活動	155
排尿筋括約筋協調不全	155
排尿筋低活動	155
排尿筋無収縮	155
排尿日誌	147
播種性血管内凝固症候群	115
パラガングリオーマ症候群	30
反射性排尿	157
ハンナ型	138
ハンナ型間質性膀胱炎	138
ハンナ型間質性膀胱炎手術	141
ハンナ病変	138

非弛緩性尿道括約筋	155
非転移性去勢抵抗性前立腺癌	79
腹圧性尿失禁	164
複雑性腎盂腎炎	115
副腎癌	30
副腎偶発腫瘍	25
副腎シンチ	7
プラチナ系抗がん薬	51
フルニエ壊疽	120
フレイル	146
プレッシャーフロースタディー（PFS）	131
閉塞性無精子症	189, 192
ヘルペス	123
膀胱過伸展	155
膀胱自然破裂	183
膀胱搾り出し排尿	157
膀胱痛症候群	138
補助化学療法	102
ボツリヌス毒素	145
ボツリヌス毒素膀胱壁内注入療法	162

ま行

マイコプラズマ	123
無症候性細菌尿	119
無抑制括約筋弛緩	155
免疫チェックポイント阻害薬	51

や行

夜間頻尿	147
薬物療法	93
有害事象	51

ら行

淋菌	124

数字

5α還元酵素阻害薬	131

B

Bosniak 分類	43
bladder pain syndrome（BPS）	138
Brödel type	4
β_3アドレナリン受容体作動薬	144
β_3受容体作動薬	160

C

CT	7

F

FDG-PET	7
FSH	190

G

genitourinary syndrome of menopause（GSM）	168

H

hodoson type	4
HPV-rerated squamous cell carcinoma	86
HPV 感染関連扁平上皮癌	86
Hunner-type IC（HIC）	138
hyperprogression	41

I

immune checkpoint inhibitor（ICI）	36
immune related adverse events（irAEs）	37

L

Li-Fraumeni 症候群	30

M

micro-TESE	193
minimally invasive surgical treatment（MIST）	134
modified inguinal lymph node dissection: modified（ILND）	87
MRI	7

N

neurogenic lower urinary tract
　dysfunction（NLUTD）　152

P

post-transplant lymphoid disorders
　（PTLD）　200
prostatic urethral lift（PUL）　134
pseudoprogression　41

S

sacral neuro moderation（SNM）　145

SOFAスコア　115
strategic delay　103
subclinical cushing症候群　25

T

think twice, cut once　22
two challenge rule　21

W

water vapor energy therapy
　（WAVE）　134
whirlpool sign　186

泌尿器科診療の掟	©

発　行　2024年11月30日　1版1刷

編著者　山やま本もと新しん吾ご
　　　　舛ます森もり直なお哉や
　　　　雑さい賀か隆たか史し

発行者　株式会社　中外医学社
　　　　代表取締役　青木　滋
　　　　〒162-0805　東京都新宿区矢来町62
　　　　電　話　（03）3268-2701（代）
　　　　振替口座　00190-1-98814番

印刷・製本／三和印刷(株)　　＜SK・YK＞
ISBN978-4-498-06440-9　　Printed in Japan

JCOPY ＜(社)出版者著作権管理機構　委託出版物＞

本書の無断複製は著作権法上での例外を除き禁じられています．
複製される場合は，そのつど事前に，(社)出版者著作権管理機構
(電話 03-5244-5088, FAX 03-5244-5089, e-mail: info@jcopy.
or.jp) の許諾を得てください．